目标引导的正畸治疗精要
基础诊断篇

著　者　[美] 智那·李·林顿（Jina Lee Linton）
　　　　刘志坚
　　　　彭　聪

U0376971

世界图书出版公司
西安　北京　广州　上海

图书在版编目（CIP）数据

目标引导的正畸治疗精要:基础诊断篇/(美)智那·李·林顿(Jina Lee Linton),刘志坚,彭聪著.—西安:世界图书出版西安有限公司,2021.9

ISBN 978-7-5192-6288-4

Ⅰ.①目… Ⅱ.①智… ②刘… ③彭… Ⅲ.①口腔正畸学 Ⅳ.①R783.5

中国版本图书馆 CIP 数据核字(2021)第 192645 号

书　　名	**目标引导的正畸治疗精要:基础诊断篇**
	MUBIAO YINDAO DE ZHENGJI ZHILIAO JINGYAO：JICHU ZHENDUAN PIAN
著　　者	[美]智那·李·林顿　刘志坚　彭　聪
责任编辑	卢　静
装帧设计	绝色设计
出版发行	**世界图书出版西安有限公司**
地　　址	西安市高新区锦业路 1 号都市之门 C 座
邮　　编	710065
电　　话	029-87214941　029-87233647(市场营销部)
	029-87234767(总编室)
网　　址	http://www.wpcxa.com
邮　　箱	xast@wpcxa.com
经　　销	新华书店
印　　刷	西安牵井印务有限公司
开　　本	787mm×1092mm　1/16
印　　张	11.5
字　　数	230 千字
版次印次	2021 年 9 月第 1 版　2021 年 9 月第 1 次印刷
国际书号	ISBN 978-7-5192-6288-4
定　　价	150.00 元

医学投稿　xastyx@163.com‖029-87279745　029-87279675

(如有印装错误,请寄回本公司更换)

作者简介

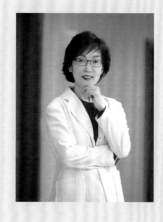

智那·李·林顿

    英文名 Jina Lee Linton。于 1986 年毕业于韩国延世大学牙医学院并获得韩国牙医师资格，1988 年毕业于美国哥伦比亚大学牙医学院并获得美国牙医师资格与纽约州牙医执照，1991 年毕业于美国哥伦比亚大学牙医学院并获得硕士学位与住院医师认证，1998 年毕业于韩国延世大学并获得博士学位，2003 年获得美国口腔正畸学 ABO 专科医师认证。自 1991 年开始跨入工作岗位以来一直从事口腔正畸临床工作，并兼任韩国延世大学、韩国大学整形外科正畸指导教授。从 2008 年起担任位于韩国首尔的 RWISO 正畸继续教育中心以及位于中国上海的 iFace 正畸高级教育中心的负责人和导师。2014 年担任世界 RW 正畸协会主席，2015 年起担任韩国女牙医协会主席，2016 年起担任韩国牙科协会副主席，2017 年起担任世界牙医联盟 FDI 女牙医协会副主席，2019 年起担任世界牙医联盟 FDI 常务委员，亚洲 CCO 正畸教育中心负责人，2021 年起担任韩国老年牙科健康政策委员会主席。从 2008 年第一次在中国讲授 RW 目标引导的正畸治疗系列课程以来，已经累计培训超过 400 名中国正畸医生和口腔医生，深受中国同行和患者的尊重。

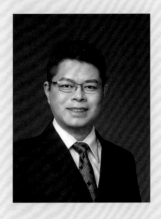

刘志坚

武汉大学口腔医学院正畸学硕士研究生导师，武汉大学口腔医院副主任医师，香港大学牙医学院博士。现任中华口腔医学会正畸专业委员会委员，湖北省口腔医学会口腔美学专业委员会委员，中华医学会医疗美容分会牙科美容学组委员。2011年参加中国第二届 RW 课程，并于 2013 年开始担任 RW 和目标引导的正畸治疗 O3 系列课程的翻译及讲师。

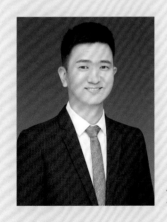

彭　聪

深圳市第二人民医院口腔科副主任医师，武汉大学口腔医学院口腔医学学士、口腔正畸学硕士，香港大学牙医学院矫齿 Advanced Diploma。现任深圳市口腔医学会正畸专业委员会委员，深圳医师协会儿童颜面管理专业委员会副主任委员。2011 年参加中国第二届 RW 课程，并于 2018 年开始担任目标引导的正畸治疗 O3 系列课程的翻译及讲师。

序

近代大学者王国维在他的著作《人间词话》中曾经描述过，"古今之成大事业、大学问者，必经过三种之境界：'昨夜西风凋碧树，独上高楼，望尽天涯路'，此第一境也；'衣带渐宽终不悔，为伊消得人憔悴'，此第二境也；'众里寻他千百度，蓦然回首，那人却在灯火阑珊处'，此第三境也。此等语皆非大词人不能道。然遽以此意解释诸词，恐为晏、欧诸公所不许也。"

治学的这三重境界，同样也体现在笔者三人的正畸学习之路上。首先，在入门阶段，当见到浩瀚的正畸学知识后，正畸学子常常感到自己的渺小，同时也知道自己不懂，对未来的学习也有些理不清头绪，可谓是"独上高楼，望尽天涯路"。然后，在后续的学习中，对未知的正畸世界，感觉到既好奇也兴奋，有很强的求知欲望，也很努力地学习了很多的相关知识，此间过程虽辛苦，却也充实和快乐，"衣带渐宽终不悔，为伊消得人憔悴"也正是这个阶段的真实写照。然而，尽管这个阶段学了很多，也实践了很多，但有时回顾起来，总不太清楚自己究竟掌握了哪些，而欠缺哪些，也许这就是"不知道自己知道"吧。目前，笔者三人不敢妄言已经超越了这个境界，但是在临床实践中明显感觉到，对于正畸诊断而言，需要采用一种系统而全面的方法，来帮助我们分析患者现实与理想的差距。而在之后的正畸治疗中，则需要一种高效的、过程和结果一致性好，且对治疗预后有很强预见性的方法。若能找到这样的方法，并持续用于临床分析和自我疗效评估和总结，则可能会帮助我们寻到传说中第三境界中的"顿悟"，发现"蓦然回首，那人却在灯火阑珊处"。尽管笔者们自知在正畸上还远没有达到这种境界，但我们相信在正畸学中若存在这样的"顿悟"，那一定是来自对以往正畸学基本知识的掌控和系统梳理，找到这样的方法后，"知道自己知道"是十分顺理成章的事情。而学者王国维所述的"大事业、大学问"的"大"字，在我们看来，之于正畸学而言，不是个人的贡献和得失，而应该是诊断和治疗中的大局观、系统性和整体思维。

正因以上的经历和很多同道的鼓励，我们鼓起勇气写下此书，期望通过本书为大家梳理我们在正畸病例诊断分析中的思路和方法，争取与各位同道一起找到属于自己的"顿悟"，不断提高自己的正畸境界。

笔者学识有限，成文仓促，书中纰漏之处，还望各位同道多多批评指正。也同时期望，能在不久的将来，能为大家带来本书的第二篇，也就是治疗部分的内容。

Jina Lee Linton　刘志坚　彭　聪

2021 年 8 月

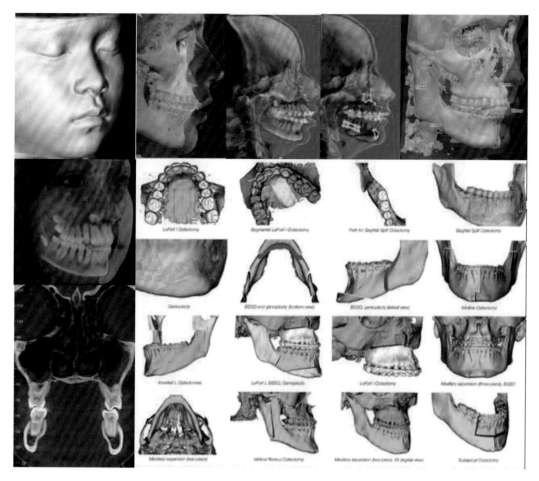

图 2.8　三维影像可以帮助医生更好地分析患者的软组织和硬组织问题，更好地测量骨性结构的大小和位置，甚至在治疗前三维模拟治疗结果

体检查（既进行临床面部检查，也进行照片检查），是对患者综合评估中的重要一环。除此之外，还需包括头影测量分析、三维影像分析以及殆架上的研究模型等分析。

口内检查

软组织的检查

上下唇的检查

通常情况下，上唇和下唇均受到上切牙的支撑，故上唇和下唇的前后向位置主要取决于上切牙的前后向位置，而较少受到下切牙的前后向位置影响。上切牙位置不但影响上唇前后向位置，也影响下唇前后向位置。只有在前牙覆盖显著增大，或者出现反覆盖时，上下唇的前后向位置才有可能受到下切牙位置的影响。

除了上下切牙的前后向位置外，上下唇的美观还受到很多其他因素的影响，例如上下唇组织的厚度、人中的形态和长度、口轮匝肌的走向、肌肉弹性及闭合能力（图 2.9~图 2.15）。

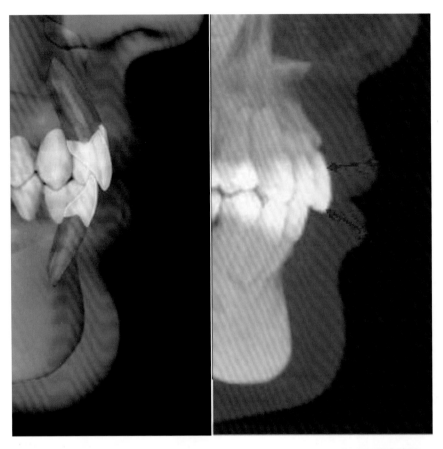

图2.9　上下唇均受到上切牙的支撑，红色箭头处显示上下唇均与上切牙牙冠相接触

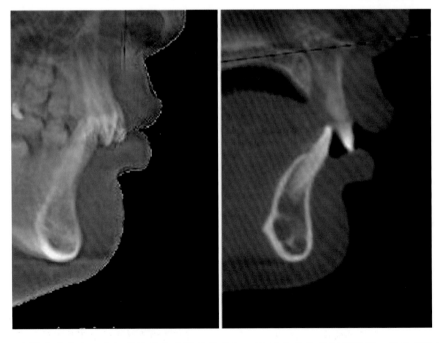

图2.10　在Ⅱ类患者中，上切牙导致患者的下唇外翻，同时由于患者颏部后缩，导致颏唇沟加深

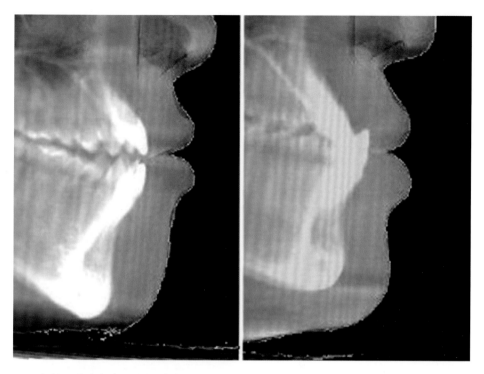

图 2.11   左侧开𬌗的患者，上切牙决定了上唇位置，下切牙决定了下唇位置。右侧的前牙反𬌗患者，上下唇的位置和外形都受到下切牙前后向位置的影响

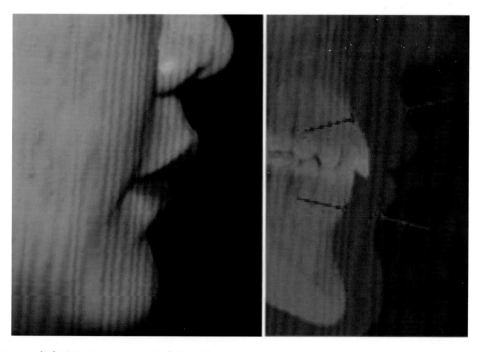

图 2.12   患者的侧貌显示为上唇前突的Ⅱ类侧貌，但实际上患者的头侧片显示患者的前牙覆𬌗覆盖正常。同时对上下唇的厚度比较揭示：患者上唇前突是由于患者的上下唇不同厚度所致，上唇较下唇厚（上下唇红色箭头处）

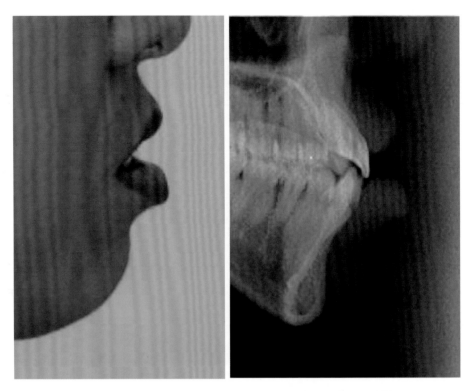

图 2.13　双颌前突的患者，由于患者上下唇肌力松弛而表现出开唇露齿

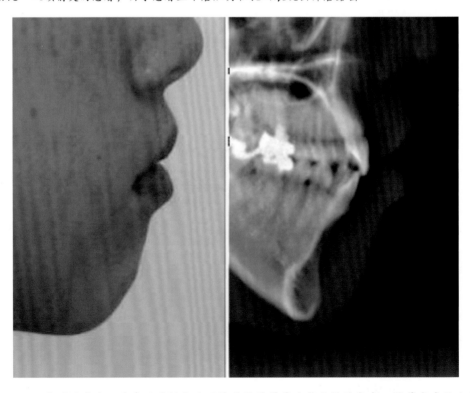

图 2.14　下颌平面高角，伴有开𬌗倾向及下前牙区牙槽骨过度生长的患者。尽管患者的上唇长度较短，但由于患者本身肌力较强且弹性较好，所以仍能保持上下唇的闭合状态

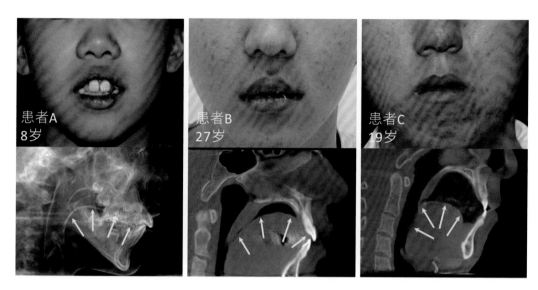

图 2.15 患者 A 表现为开唇露齿、唇皲裂及舌位低平（黄色箭头处）。患者 B 表现为上下唇闭合尚可，但上下唇皲裂，并有轻微的舌低位及伸舌习惯。患者 C 表现为上下唇闭合尚可，但上下唇过度角化，并伴有严重的舌低位及舌位靠后的问题

尽管有些患者能正常闭唇，并且也没有表现为开殆的症状，但仍可能有口呼吸习惯的问题。因此在临床检查时，不能仅通过上下唇的闭合状态来判断患者是否有口呼吸习惯，还需要同时关注患者上下唇是否有皲裂、唇黏膜的角化状态等，以帮助判断患者是否有口呼吸习惯或舌体位置的问题。

系带问题的检查

当上唇系带附着过于殆向时，尤其与腭侧的上切牙乳头相连时，就会造成上切牙之间的牙间隙。当下唇系带附着异常时，则有可能造成相邻区域的游离龈和附着龈的高度异常，并导致牙龈退缩的风险。这样的患者，需要尽早进行牙周手术，以预防正畸中出现牙周的膜龈病损。

当舌系带异常附着于舌尖时，会造成舌运动功能的受限。这样的患者通常伴有舌体低位、上颌牙槽骨缺少来自舌肌的适宜刺激而发育受限（图 2.16）。

牙周的检查

没有经过治疗的错殆畸形，会不同程度影响到牙周组织的健康。在错殆畸形的情况下，牙冠所受的咬合应力无法沿牙体长轴传导，而表现为侧向力，若同时还并存菌斑等细菌因素时，就会导致牙周软组织的炎症加重及进一步的牙周支持组织丧失。

未经治疗的活动性牙周疾病患者，若直接接受正畸治疗，就会导致牙周组织的进一步破坏。因此，对这类患者一定要先做好牙周的各方面治疗，当患者的活动性牙周炎症得到控制，并且患者能按口腔卫生宣教要求，做好口腔卫生的维护后，才能再进行矫治。因此，评估和记录患者的牙周状况，并在矫治前和矫治中就不同情况进行

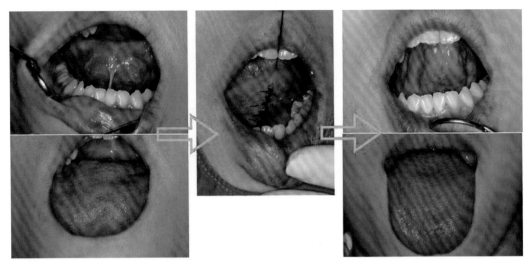

图 2.16 从左至右依次为：舌系带过短，患者抬舌及伸舌受限；患者接受系带手术；术后患者抬舌及伸舌功能正常

合适的牙周转诊，是每位正畸医生的职责所在。

牙周炎的主要症状是炎症（牙龈炎）和附着丧失（真性牙周袋和牙槽骨吸收）（图 2.17）。真性牙周袋通常表现为牙周附着的丧失、牙龈结合上皮向根尖方向移位，以及结合上皮逐渐转化为牙周袋内上皮。

美国正畸医师学会（AAO）和美国牙周医师学会（AAP）曾推荐以下的成年患者正畸流程：

1. 全面了解相关健康史（图 2.18~图 2.24）；

2. 口内放射学检查（垂直翼𬌗片）；

3. 牙周探诊和记录；

牙周袋深度探诊：附着水平是釉牙骨质界至龈沟底的距离，当某个牙位的探诊深度超过 5mm，或者釉牙骨质界至牙槽嵴顶的距离超过 5mm 时，需要尤其注意；

b. 探诊出血情况；

c. 根分叉出现病损；

d. 牙龈出现退缩；

e. 牙松动度。

如果患者出现了活动性的牙周袋

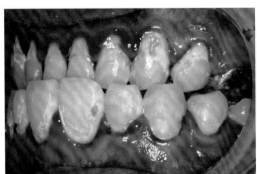 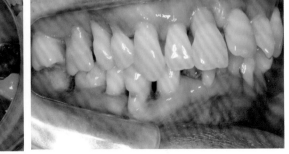

图 2.17 左侧图片：牙龈炎；右侧图片：牙周炎

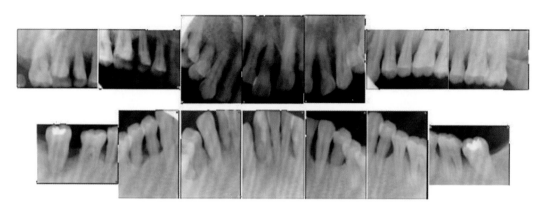

图 2.18　全口的口内根尖片检查

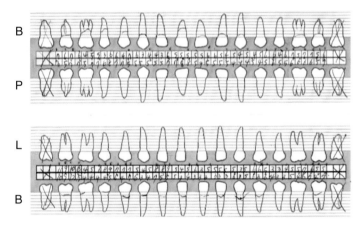

图 2.19　牙周探诊及记录。每个牙位在唇（颊）及舌（腭）侧的近中、中部及远中三个位点进行牙周探诊。探诊出血的位点以红点标识。牙龈退缩的位点以毫米数在图上划线标识

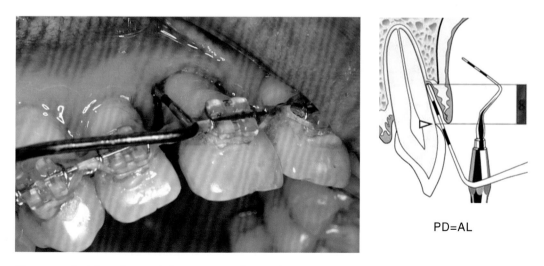

图 2.20　牙周袋深度的测量情况之一：探诊深度（probing depth,PD）等于附着丧失（attachment loss，AL）的情况，此牙位的探诊深度为 8mm，即牙龈缘（此牙位牙龈暂未发生显著退缩，仍位于大致釉牙骨质界高度的正常水平）至牙周袋底的深度，只有在这种牙龈龈缘仍维持于正常高度的情况下，牙周探诊深度才等于牙周附着丧失量

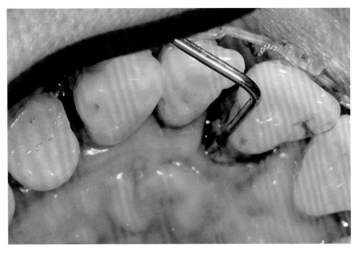
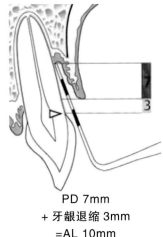

PD 7mm
+ 牙龈退缩 3mm
=AL 10mm

图 2.21　牙周袋深度的测量情况之二：探诊深度（probing depth,PD）小于附着丧失量（attachment loss，AL）的情况：此牙位的探诊深度为 7mm，即为牙龈缘（此牙位龈缘发生显著退缩，位于釉牙骨质界根方 3mm 处）至牙周袋底的深度，考虑到牙龈缘退缩的量，该患者的附着丧失量应等于探诊深度与龈缘退缩量之和，即 10mm

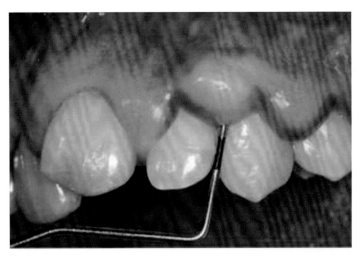
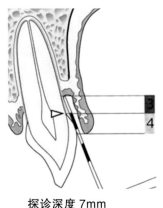

探诊深度 7mm
牙龈增生 4mm
附着丧失量 3mm

图 2.22　牙周袋深度的测量情况之三：探诊深度（PD）大于附着丧失量（AL）的情况：此牙位的探诊深度为 7mm，即为牙龈缘（此牙位龈缘因牙龈炎症而肿胀，使得龈缘位于釉牙骨质界冠方 4mm 处）至牙周袋底的深度，考虑到牙龈缘肿胀的量，该患者的附着丧失量应等于探诊深度减去龈缘肿胀量，即 3mm

或牙齿的松动，这通常提示患者有较为严重的进行性的牙周炎症（表 2.1）。但对于牙松动度的症状，必须要谨慎解释，因为影响牙松动度的因素很多。有时即使是对于不同牙位的牙周健康的牙齿，也会因为牙根数目的不同、牙根表面形态的不同以及牙根长度的不同，而表现出不同的生理性动度。在牙周炎的情况下，牙松动度通常被用来反映牙槽骨吸收的严重程度，但需要注意的是，如患者同时还有创伤殆存在，会使得牙松动度变得更大，以致超过了自身牙槽

表 2.1　1996 年美国牙周病学会重新定义的牙周病严重程度分级表

牙周进程分期表		牙龈炎症（探诊出血，BOP）	探诊深度（PD）	临床附着丧失量	牙槽骨丧失	病损累及根分叉	牙松动度（TM）
Ⅰ期	牙龈炎	+~+++	1~3mm	没有	没有	没有	没有或极小
Ⅱ期	轻度牙周炎	+~+++	4~5mm	1~2mm	+	没有	没有或极小
Ⅲ期	中度牙周炎	+~+++	6~7mm	3~4mm	水平吸收 ++ 个别牙位垂直吸收	~F1	+
Ⅳ期	重度牙周炎	+~+++	>7mm	≥ 5mm	多处垂直吸收	F2,F3	++

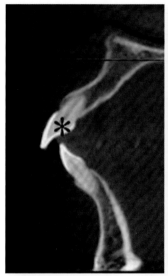
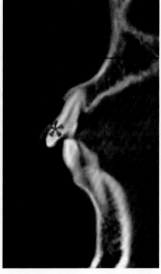
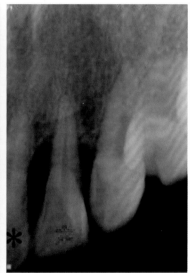

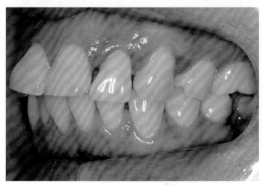
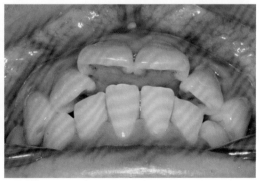

图 2.23　创伤𬌗所加剧的牙周炎。患者的左上侧切牙是唯一有重咬合接触的上切牙（咬合接触点为左上侧切牙的远中边缘嵴）。该牙在临床检查中表现出中度的松动、牙龈炎症以及牙龈乳头的丧失，在根尖片中，表现为此牙位的近远中牙槽嵴顶的骨丧失。在 CBCT 的断层中，可以发现与左上中切牙（牙槽骨几乎覆盖了从根尖至牙颈部的所有牙根长度）相比，左上侧切牙区牙槽骨覆盖左上侧切牙牙根不足 1/2。另外，从临床冠至𬌗平面的距离来看，左上侧切牙相对于相邻的中切牙及尖牙有显著伸长。* 左上侧切牙，* 左上中切牙

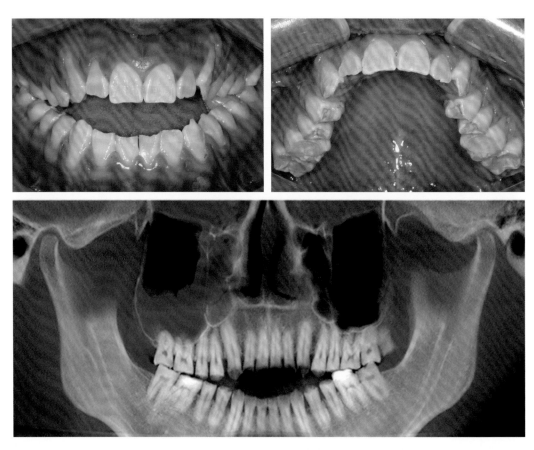

图 2.24　该患者的所有牙位都受到牙釉质发育不全的影响，这些牙冠变短，牙体组织因为缺少釉质而表现为黄色。因牙冠高度不足而加重开𬌗、牙面变平及上牙弓狭窄

骨吸收程度所对应的牙松动度。

在新的牙周病分级中，不仅依据牙周探诊出血情况，也不仅仅简单进行了轻度、中度和严重的三个等级的划分，而是更多考虑了龈炎、牙槽骨病损、附着丧失、根分叉病变以及牙松动度等多种情况。

牙体的检查

牙釉质发育不全表现为较少见的牙釉质或牙冠外层的形成缺陷。牙釉质的主要成分为矿化的矿物质，这些矿物质的形成受到其基质中蛋白质的调控作用。而牙釉质发育不全通常就

是由于这些蛋白质的功能失常所致。牙釉质发育不全患者的牙会表现为牙体颜色的异常（黄色、褐色或灰色），发育不全的牙釉质可见于上下颌的任意一个或多个牙位。受波及的牙位通常对龋齿更易感，对口腔温度的变化过于敏感，其牙磨耗的速度更快，牙面结石沉积的更多，也更容易出现牙龈红肿的问题。

牙体组织的异常还见于先天梅毒的患者，表现为钉状侧切牙以及中切牙切缘出现结节，而导致恒切牙表现为螺丝刀样。当患者被诊断为 Hutchison 切牙（锯齿形切牙）时（图 2.25），应

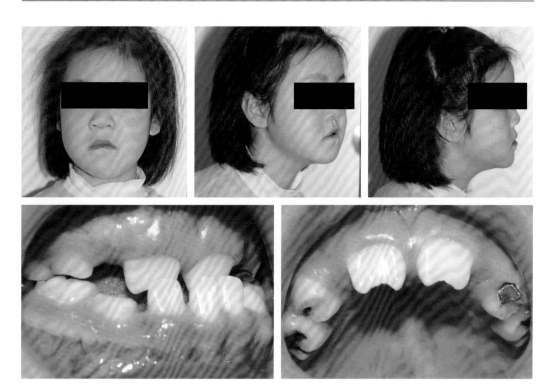

图 2.25　锯齿形切牙。患者除了有腭裂外，还有面中部发育不足，上牙弓狭窄以及先天牙缺失等其他表现

进一步判明是否有其他因素导致了锯齿形切牙。除了梅毒外，也有其他医学因素能导致患者切牙出现锯齿样表现。

功能的检查

我们将评估与患者现有错𬌗情况相关的表观遗传学因素。这些表观遗传因素包括饮食和代谢异常、习惯和舌姿势问题、呼吸障碍、磨牙症、姿势不良和外伤。这些因素不仅在患者的生长以及错𬌗畸形的形成中起到重要作用，也会影响到治疗结果的长期稳定性。因此，忽略对患者的相关功能分析，将很有可能导致错𬌗畸形的复发。

这些功能分析包括：

· 对咬合的分析；

· 对呼吸的分析；

· 对吞咽的分析；

· 对发音的分析；

· 对相关习惯的分析（吮吸手指、唇、脸颊，以及长期使用安抚奶嘴等）。

详细的功能检查将在第 7 章中讨论。

咬合的检查

在咬合分析中，需要评估𬌗架上的研究模型。这将在第 4 章中讨论。

参考文献

[1] McDonald Dean Ralph E, Avery David R, Jeffrey A. Dentistry for the child and adolescent. 8. ed. Mosby: St Louis Mo, 2004: 164–168, 190–194, 474.

[2] EF Johnson MG. Heritability of craniometric &

occlusal variables: A longitudinal sib analysis. AJO–DO, 1991, 99:258–68

[3] Gorlin RJ, Cohen MM, Hennekam RCM. "Chapter 24: Syndromes with unusual facies: well-known syndromes". Syndromes of the head and neck. 4th ed. New York: Oxford University Press, 2004:977–1038

[4] Hansen PR Orthodontic management of the patient undergoing mandibular distraction soteogenesis. Seminar in Orthodontics, 1999, Retrieved 21 September 2015

[5] Havens B, Wadhwa S, Nanda R. Orthodontics in the year 2047: genetically driven tretment plans. JCO, 2007, XLI (9):549–56

[6] Hunt Jeremy A, Hobar P Craig. Common Craniofacial Anomalies: Facial Clefts and Encephaloceles. Plastic and Reconstructive Surgery, 2003, 112 (2): 606–616

[7] Lauweryn I, Carels C, Vilietinck R. The use of twins in dentofacial genetic research, 1993, 103:33–38

[8] Pieter J Slootweg. Dental pathology: a practical introduction Springer Science & Business Media, 2007: 19. Retrieved 28 December 2010.

[9] Posnick JC, et al. Treacher Collins syndrome: current evaluation, treatment, and future directions. Cleft Palate Craniofac J, 55: 1120–1133

[10] Regezi Joseph A, Sciubba James J, Jordan, et al. Oral Pathology: Clinical Pathologic Correlations. 5th ed. St Louis Missouri: Saunders Elsevier, 2008: 353–354.

[11] Slater BJ, Lenton KA, Kwan MD, et al. Cranial sutures: a brief review. Plast Reconstr. Surg, 2008: 121 (4): 170e–8e.

[12] Watkins SE, Meyer RE, Strauss RP, et al. Classification, epidemiology, and genetics of orofacial clefts. Clinics in plastic surgery, 2014, 41 (2): 149–63.

[13] Wysocki J, Philip Sapp, Lewis R. Eversole, et al. Contemporary oral and maxillofacial pathology. 2nd ed. St Louis: Mosby, 2002: 39–40.

第 3 章　影像学检查

无论是对于普通的儿童牙科检查，还是对于正畸的专科检查，全景片都具有很高的诊断价值，它包含了牙发育过程中的形态及其随时间而变化的详细信息。随着现在科技的进步，仅通过一次放射剂量并不大的 CBCT 曝光，就可以很方便地提取并合成全景片、头颅侧位片、头颅后前位片等诊断影像（表 3.1，表 3.2）。也正是因为 CBCT 的三维属性，使得医生不再需要通过二维片去估测牙或病损区的具体三维位置和大小。

除此之外，CBCT 不仅能帮助我们对牙及颌骨的硬组织情况进行诊断，它同样还可以用于软组织的评估，例如软组织体积、舌体体积、气道容积等指标。

龋齿的影像学检查

因为种种原因，在正畸的专科检查中有时容易忽略对龋病的检查，尤其容易忽略对早期龋病的检查。CBCT 中的诊断信息则可以帮助我们对包括龋齿在内的硬组织情况进行筛查（图 3.1）。

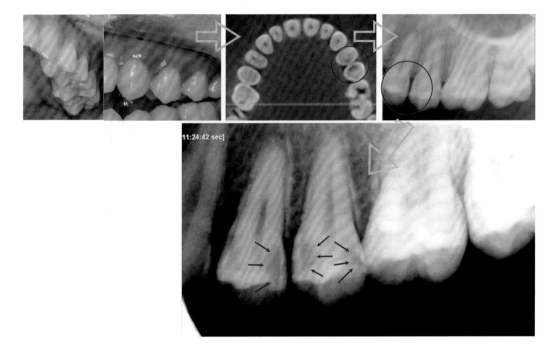

图 3.1　该患者的邻面龋在常规口内检查时没能被发现。但在 CBCT 的横向断层上可以看到左上 4 的远中邻面、左上 5 的近中邻面有透射影像（红色圆圈）。为了确诊在 CBCT 上的这个发现，拍摄了根尖片，结果发现除了上述两个位置，左上 5 的远中邻面也有邻面龋（红色箭头）

表 3.1　文献中 CBCT 有效辐射剂量范围

CBCT	牙及牙槽骨视野		颅面视野	
	有效剂量（μSv）	参考文献	有效剂量（μSv）	参考文献
NewTom	41~75	Ludlow et al, 2003	30~78	Ludlow et al, 2006
				Okano et al, 2009
				Silva et al, 2008
				Ludlow et al, 2003
				Ludlow et al, 2008
				Mah et al, 2003
				Tsiklakis et al, 2005
Accuitomo/	11~102	Okano et al, 2009		
Veraviewepocs		Loftag–Hansen et al, 2008		
		Hirsch et al, 2008		
		Loubele et al, 2008		
Galileos			70~128	Ludlow et al, 2008
Promax	488~652	Ludlow et al, 2008		
Prexion	189~388	Ludlow et al, 2008		
i-CAT	34~89	Roberts et al, 2009	48~206	Ludlow et al, 2006
		Loubele et al, 2008		Roberts et al, 2009
				Loubele et al, 2008
				Ludlow et al, 2008
				Mah et al, 2003

注：通常而言，视野较小的用于牙及牙槽骨的 CBCT 与视野较大的用于颅面的 CBCT，辐射剂量有显著不同

表 3.2　传统的牙科影像技术的有效辐射剂量

	有效剂量（μSv）	文献来源
口内 X 线片	<8.3	European Commission, 2004
全景片	2.7~23	Ludlow et al, 2006
		Okano et al, 2009
		Silva et al, 2008
		Palomo et al, 2008
		Garcia-Silva et al, 2008
螺旋 CT 双颌	180~2100	Ludlow et al, 2006
		Okano et al, 2009
		Silva et al, 2008
		Loubele et al, 2005
螺旋 CT 上颌	1400	Ludlow et al, 2006

而传统根尖片虽然视野有限，但它对于诊断牙周状况、牙根状况，以及相关硬组织完整性具有 CBCT 或全景片无法替代的优势。所以我们建议通过 CBCT 进行粗筛监控，需要确诊细节的时候再补充根尖片，以明确诊断。

牙根形态的影像学检查

牙根的发育程度、牙根的轴向位置以及牙根形态都可以通过全景片或者根尖片进行评估。但在有些时候，某些诊断信息必须通过 CBCT 才能获取（图3.2）。

阻生多生牙的影像学检查

在过去，为了定位阻生牙，需要从不同投射角度多次拍摄 X 线片，以明确阻生牙的三维位置。有了 CBCT 之后，定位阻生牙变得直观而简单（图3.3）。

异位萌出牙的影像学检查

替牙过程中有时需要对恒牙的萌出方向进行跟踪，因为即便正常的牙萌出进程也可能会发生变异，而造成牙的异位萌出（图3.4，图3.5）

颌骨的病理性改变的影像学检查

通过全景片可以发现骨组织的大小和形状的异常改变，通常表现为骨小梁透射影像或阻射影像。但在 CBCT 上，还可以进一步评估颌骨密度和颌骨形态的变化，以及所涉及的邻近牙和牙根情况（图3.6，图3.7）

阻生齿和下颌神经管的毗邻关系

是否拔除第三磨牙的临床决定，在一定程度上会受到第三磨牙与下牙槽神经的毗邻关系的影响（图3.8）。

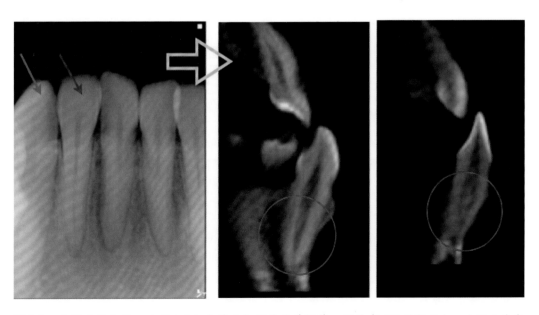

图3.2　在根尖片上看，右下 2（红色箭头）似乎是单根管。但是在 CT 的断层上，右下 2 其实是双根管（红色圆圈）。对比一下右下 3，即便在 CT 断层上，仍然显示为直的单根管（蓝色圆圈）

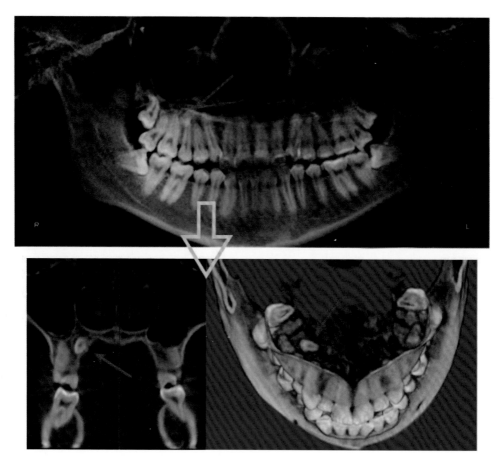

图3.3　通过全景片，可以发现有疑似埋伏多生牙（红色箭头）。在CBCT上，多生牙的大小、位置和数量都可以清晰地显示出来

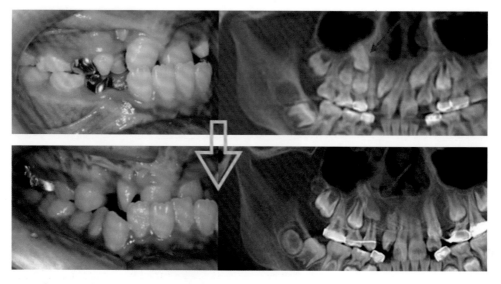

图3.4　替牙过程中，对异位牙（红色箭头）萌出方向的预测有很大的不确定性。图中替牙期患者，伴随牙根的逐渐形成，患者的13开始向下移动。从全景片上来看，其位置位于12与14之间，似乎是正常方向

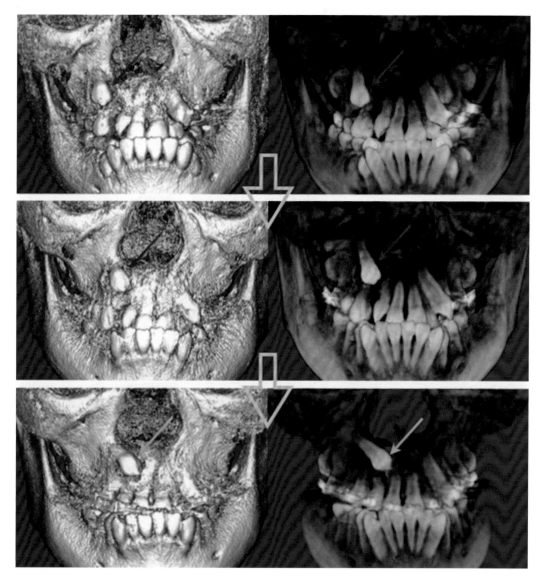

图 3.5　CBCT 显示该患者的 13 并非位于 12 与 14 之间，而是位于 12 根尖的颊侧。一段时间的观察后，重新拍摄 CBCT，发现 13 甚至移动到了靠近 11 的根尖区（绿色箭头）

牙周评估

通常情况下，根尖片能很好地反映牙槽嵴高度的变化。然而，当颊侧或舌侧的牙槽嵴高度与近远中情况不一致时，因为二维影像的重叠关系，就很难准确反映牙槽骨丧失的真实情况（图 3.9）。

舌姿势的评估

舌习惯和舌体位置在咬合系统的正常生长发育中扮演了极其重要的角色。舌习惯和舌体位置异常的问题，除了在口腔检查时可以发现外，也能通过 CBCT 反映出极具价值的软组织和舌姿势诊断信息（图 3.10）。同时，这样的

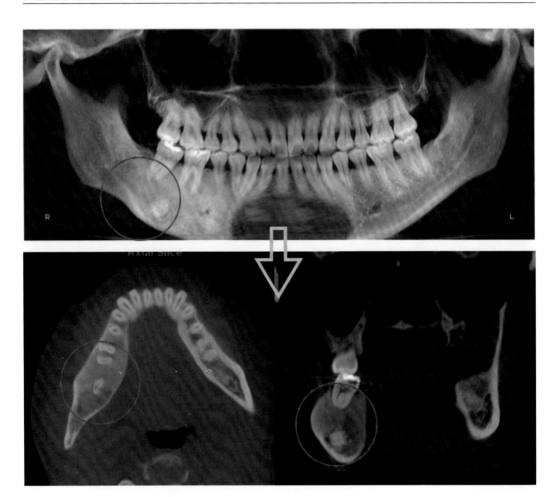

图 3.6　全景片上显示右侧下颌体部有模糊的骨致密影像（红色圆圈）。CBCT 的轴面图像显示该部位颊舌向厚度增加，该侧升支高度增加。与左侧升支的正常骨小梁结构相比，右侧升支表现出纤维结构不良的影像学改变

影像也可以用于患者沟通和患者教育。

气道评估

　　气道的测量，既不简单，也很难精确。因为影像学上所反映出的气道大小，极易受到患者头位、体位、舌位、吞咽运动以及其他诸多因素的影响。为了得到具有临床意义的气道测量结果，还需要确保患者尽量处于同样的放射参数下拍摄，并需要仔细分辨、谨慎解读所测得的结果。

　　正颌手术可以为气道容积带来显著变化。下颌前徙手术治疗睡眠暂停和气道狭窄患者，不但可以在前后向增加气道直径，同时也能在左右方向上增加气道直径（图 3.11）。快速扩弓也可以在一定程度增加气道容积。近期有研究表明，上颌横向发育不足、后牙反𬌗的患者，经过快速扩弓治疗后，上气道容积增加了 8%~10%。另一项研究发现，快速扩弓降低了鼻部的气道阻力，改善了鼻呼吸，在 CBCT 上可以发现快速扩弓之后鼻腔气道增宽（图 3.12）。

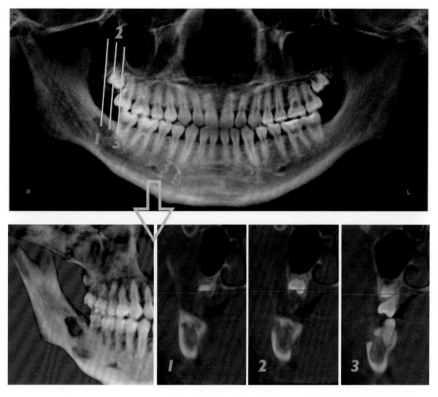

图 3.7 另一个 14 岁男孩的全景片发现在末端磨牙的远中存在透射影像区域。通过 CBCT 截图，提示为颌骨内的病损，因为在一系列的断层（1、2、3）中发现它并非来源于牙或牙胚

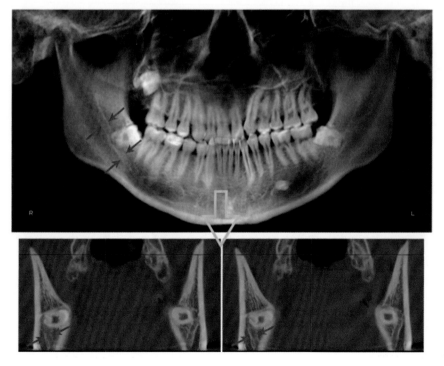

图 3.8 右下 8 与下牙槽神经的毗邻关系。2D 影像并不能真实反映三维的实际情况

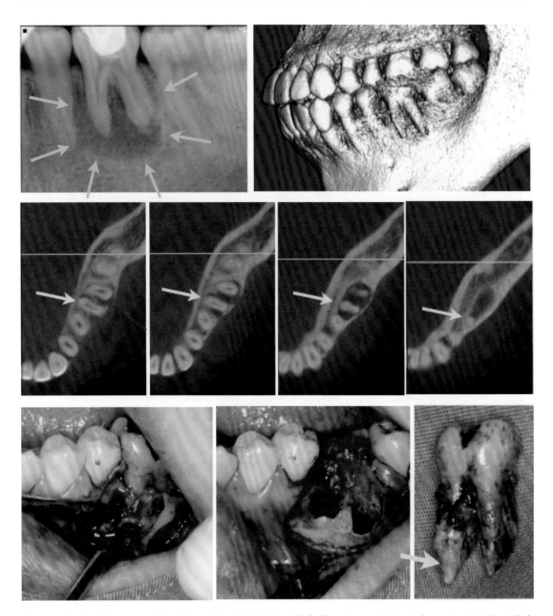

图3.9 根尖片反映36牙根周围被透射影像围绕（蓝色箭头），但根尖片中36的近远中牙槽嵴似乎没有受到影响。然而，在根分叉水平的CBCT断层上，可以发现根分叉病变（红色箭头）。根尖水平的CBCT断层反映根尖1/3的近远中牙槽骨都有骨破坏，但近中根（黄色箭头）的根尖部位还存有少量牙槽骨。这些在后来的拔牙时得以证实，近中根尖（黄色箭头）也是唯一没有被炎性肉芽组织包裹的区域，所以发现该部分牙根表面仍覆盖有牙骨质

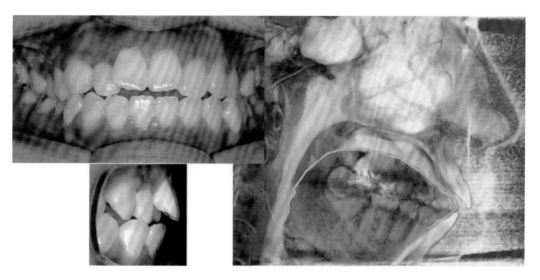

图 3.10 对该患者的临床检查发现前牙开𬌗，侧切牙和前磨牙区域反𬌗。在整合了软硬组织的 CBCT 影像上，可以发现舌位较低，舌尖位于上下切牙之间（黄色线段）

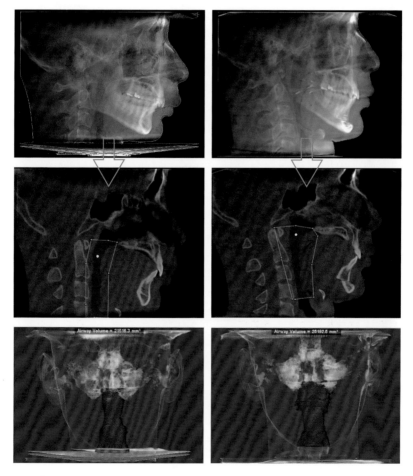

图 3.11 Ⅱ类患者进行了下颌前徙术 + 颏成形术。二维头颅侧位片上，咽腔气道容积似乎并没有增加。但是 3D 测量表明，咽腔气道容积显著增加

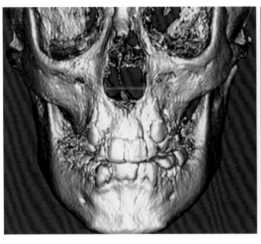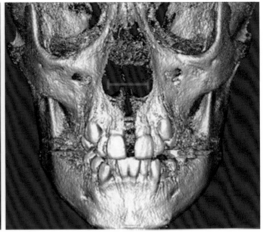

图 3.12　MSE 辅助快速扩弓前后，CBCT 影像前面观。鼻底宽度（红色线段）、腭中缝均扩宽了 6mm

颞下颌关节（TMJ）

颞下颌关节的结构

颞下颌关节既能够进行转动运动，又能进行滑动运动，使得它的结构非常独特，比全身所有的其他关节都要复杂。构成颞下颌关节的组织与所有其他负重关节（例如膝关节、髋关节）的组织都不同。由于它的运动精巧复杂、结构独特，一旦出现问题，颞下颌关节本身和操控它的肌肉对于患者和旨在提升患者健康水平的医生来说，都是一个巨大的挑战。

颞下颌关节紊乱

颞下颌关节紊乱可以分为三类：

1. 肌筋膜疼痛，包括控制关节运动的肌肉不适或疼痛

2. 关节结构内紊乱，包括关节盘移位，关节脱位，或髁突损伤

3. 关节炎，指的是一组退行性 / 炎性关节紊乱，会影响颞下颌关节。

正畸临床工作中最常见的是肌筋膜疼痛颞下颌关节相关的疼痛，但只有 5% 的人群选择求医，能够认识到自己的疼痛属于牙齿咬合来源的人群比例就更少了。有很多人寻求短期使用镇痛药、抗炎药、肌肉松弛药或抗抑郁药以获得疼痛的暂时缓解。本书第 8 章将要介绍到的稳定性咬合板可以有效缓解肌筋膜疼痛，起到很好的鉴别诊断作用。但如果颅面部的疼痛对连续戴用两周稳定性咬合板都没有反应的话，最好停止戴用并寻找其他的病因。

颞下颌关节的影像

诊断颞下颌关节结构异常有很多种方法，其中，CBCT（图 3.13）和 MRI 最为常用。因为它们在大多数的医疗机构都能拍摄，并能为临床医生提供足够多的诊断信息。

MRI 通过对人体施加特定频率的静磁场使人体中的氢质子受到激发而发

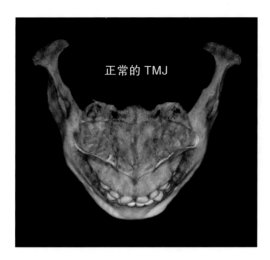

图 3.13　颞下颌关节的 CBCT 重建影像

生磁共振现象。停止脉冲后，质子在弛豫过程中产生磁共振信号。通过对磁共振信号的接收、空间编码进行图像重建。因此 MRI 不产生电离辐射，不像 X 线检查那样具有放射性。而人体组织富含氢原子，尤其在水和脂肪组织中。因此，大多数的 MRI 影像描述的是体内水和脂肪组织的分布图。

CBCT 利用 X 线发生器以较低的射线量围绕投照体做多次环形数字式投照，将获取的"交集"信号数据在计算机中重组重建，进而获得三维图像（图 3.14）。能够较好地反映硬组织、软组织和气道结构。

CBCT 和 MRI 在影像学诊断中功能互补，互相印证。

CBCT 能够很好地显示颞下颌关节骨组织的先天畸形、骨折、退行性变、侵蚀、炎性改变以及肿瘤侵犯等。如果怀疑关节有内部结构紊乱，则需要拍摄 MRI 以证实。MRI 具有高分辨率和高组织对比度，可以在开口位和闭口位详细地检查包括关节盘和积液等在内的口腔生理和病理状态。

骨折

一名 27 岁的男性患者，两个月前因交通事故导致面部多处骨折，并接受了骨折固定手术（图 3.15）。现该患者因严重的头颈部疼痛以及自己觉得下颌角区域比以前更加突出而前来就诊。模型上𬌗架后所表现出的下颌后缩咬合状态比口内所见更加严重（图 3.16）。

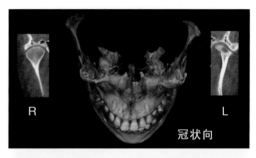

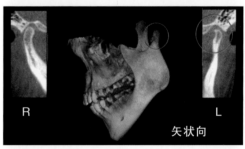

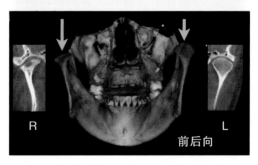

图 3.14　通过在三维重建中观察颞下颌关节，可以从总体上评估其形态（红色圆圈和蓝色箭头）。在二维的断层上观察颞下颌关节，可以分别从矢状向、冠状向和水平向分别评估髁突皮质骨轮廓的连续性（红色箭头）和髁突的形态改变（红色圆圈）

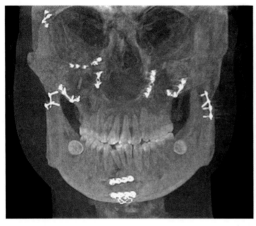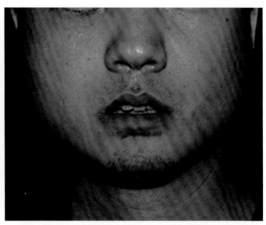

图 3.15　一名 27 岁男性患者的 CBCT 影像和面部正面照片。该患者因交通事故导致面部多处骨折，并已经进行了外科手术钛板固定。2 个月后，他觉得自己的下颌角比以前更加凸出，并有严重的头颈部疼痛

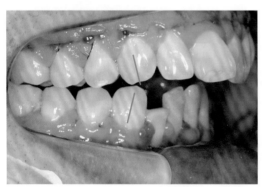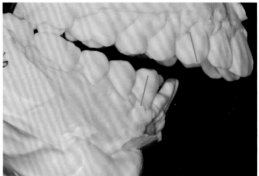

图 3.16　患者的口内照片和模型在 CR 位转移𬴂架的照片，蓝色线段代表上下尖牙长轴。可以看到𬴂架上显示的下颌后缩状态比口内照片所见到的更加严重

在全景片上，髁突下方的骨折似乎被手术钛板固定得很好（图 3.17）。但是在 CBCT 矢状面和冠状面上，右侧髁突头部到关节窝的间距（两个箭头之间的距离）明显增宽了（图 3.18）。通过 CBCT 断层上的颞下颌关节影像，我们可以精确地诊断颞下颌关节骨折病例。

髁突吸收

髁突吸收也称髁突溶解（condylysis），是颞下颌关节紊乱的一种，它表现为一侧或双侧髁突出现骨吸收崩解。髁突吸收进程的引发和维持受到系统性因素和会导致关节应力的局部因素联合影响。年龄、性别、系统疾病以及荷尔蒙因素都属于系统性因素，它们可能会影响颞下颌关节的适应能力。导致髁突形态改变的局部因素包括涉及咬合的牙科治疗、关节内结构紊乱、功能不调、严重的关节损伤及不稳定的咬合。

颞下颌关节的 CBCT 影像可以很有效地评估髁突吸收的程度。一名 14 岁大的女孩来笔者的诊所寻求正畸治疗。她有着 I 类的咬合以及后缩的下颌。全

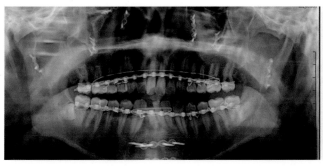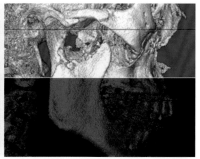

图 3.17　髁突下骨折的二维全景片和三维 CBCT 影像。它们都显示髁突与升支在骨折复位固定后取得了连续性，而且髁突头部似乎在关节窝中的位置也很好

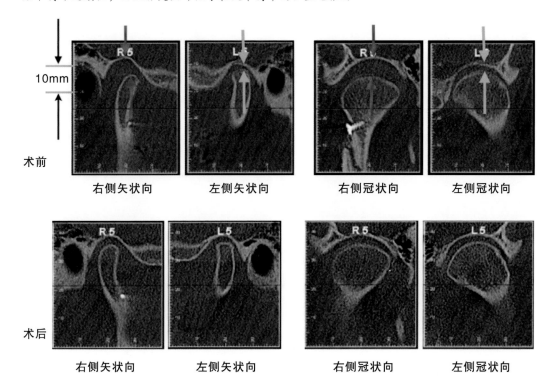

图 3.18　该患者的颞下颌关节 CBCT 矢状面和冠状面断层，可以看到右侧髁突在矢状面上和冠状面上均向下牵拉。在冠状面显示的固定螺丝下方的间隙断端不连续，分开了。戴用了稳定性咬合板进行治疗后，重新进行了骨折手术固定，并进行了正颌手术。右侧髁突回到了关节窝内的恰当位置，比术前的情况好很多

景片可见右侧髁突比左侧小（图 3.19）。患者反映有关节疼痛和开闭口响声。

患者 CBCT 的矢状面和冠状面断层显示髁突轮廓形态不规则且有透射影像（图 3.20），其颞下颌关节症状以及年龄都支持进行性髁突吸收的诊断。主治

医生向患者建议使用稳定性咬合板治疗她的疼痛，并在正确的位置上进行咬合诊断，但是患者拒绝了。在患者 15 岁时，因为开口困难和关节疼痛而再次来到了诊所。通过比较 14 岁时和 15 岁时的 CBCT，可以判断这一年来关节持续在

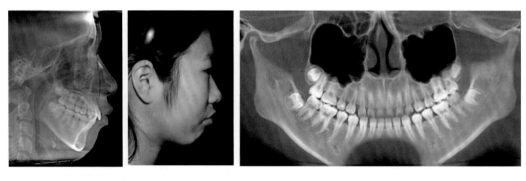

图 3.19　一名 14 岁的女性患者，头颅侧位片上可见咬合平面与下颌平面陡峭。侧面照片显示凸面型。全景片显示双侧髁突大小和形态均不一致

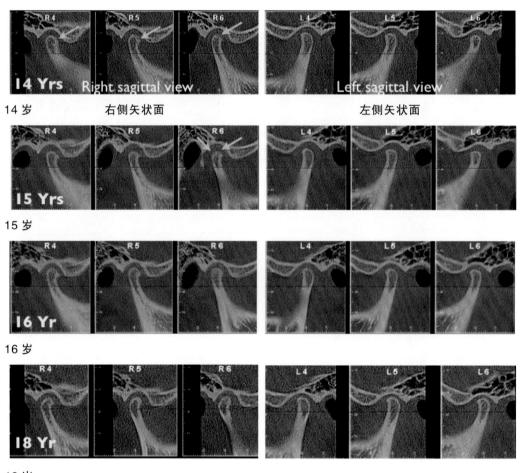

图 3.20　患者 14~18 岁的颞下颌关节 CBCT 影像的变化。在 14 岁时，右侧髁突表现出不规则的皮质骨外形轮廓（黄色箭头）。15 岁时，吸收仍然继续。稳定性咬合板的治疗使得 16 岁时的 CBCT 影像上髁突出现恢复的迹象，表现为更加平滑的皮质骨外形轮廓、更厚的皮质骨，髁突的发育得以继续，直到 18 岁

吸收。这次，患者因为开口困难而接受了稳定性咬合板治疗。不是每一个关节吸收的患者都会对稳定性咬合板有良好的反应，但是该患者在 16 岁时的 CBCT 影像表现出更加平滑的皮质骨轮廓。然后，她接受了正畸治疗，建立了稳定的咬合。18 岁时的 CBCT 可见髁突表现出良好的功能改建的影像。

髁突增生

髁突增生是一种罕见的非肿瘤来源增生性畸形，波及一侧或双侧髁突，影响其形态和大小。这种生长异常常见于单侧髁突，发病率没有种族或性别差异。单侧的髁突膨大导致单侧面部长度增加、颏部向健侧偏斜（图 3.21）。

这种畸形具有自限性，病因包括局部循环问题、内分泌紊乱、外伤导致的关节损伤、关节病等。

关节炎

急性感染性关节炎、创伤性关节炎、骨关节炎、风湿性关节炎以及继发性退行性关节炎都会影响颞下颌关节。在急性感染性关节炎的病例中，早期的 X 光检查结果可能是阴性，随后表现出骨破坏。创伤性关节炎的表现和急性关节炎类似，不同之处在于前者的诊断更多是基于创伤病史。骨关节病的表现是 CBCT 影像上出现髁突扁平和鸟嘴样轮廓，进展为刺状或侵蚀状（图 3.22）。

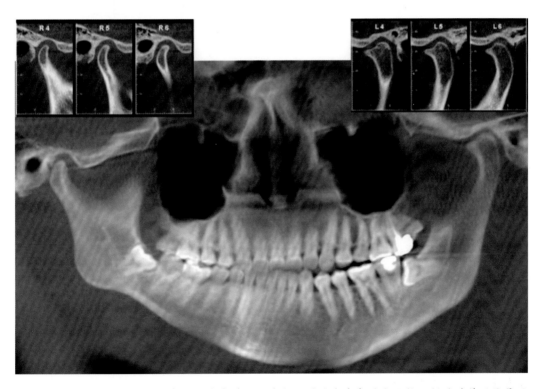

图 3.21　一名面部不对称患者的影像资料。大多数不对称患者都是由于较短侧的关节吸收导致的。然而这名患者较短侧的髁突相对正常，皮质骨轮廓连续。左侧髁突外形更大、更长，提示过度增生

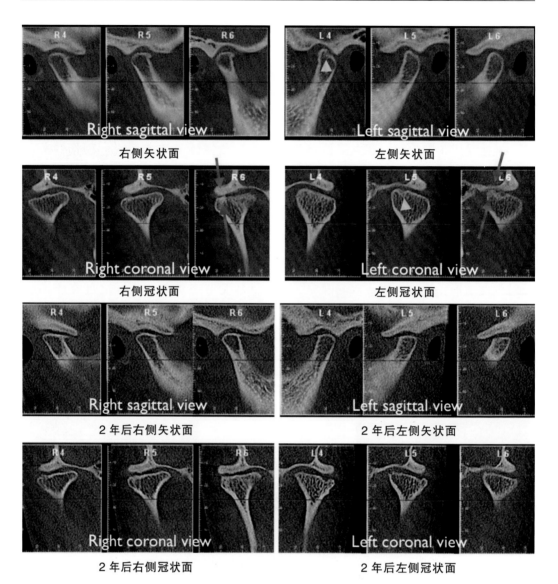

图 3.22　一位类风湿性关节炎患者的 CBCT 影像。它是一种慢性、系统性、自身免疫性感染性变化。矢状面断层上右侧髁突形成"鸟嘴"外形，相对于左侧髁突显得更平、头部更小。髁突表面影像呈刺状或侵蚀状变化（黄色箭头），髁突对应的关节窝处也呈现类似变化（红色箭头）。患者的骨关节病进展两年后的影像显示双侧髁突都变小了

先天异常

　　一些先天异常的综合征会波及颞下颌关节，CBCT 可用于诊断并制订治疗计划（图 3.23~图 3.24）。

关节盘的 MRI 影像分析

　　关节盘为双凹形态，在 CBCT 上不

可见（图 3.25）。关节盘最薄的部位上对关节结节，下对髁突。MRI 具有高分辨率和高组织对比度，关节盘在 MRI 上显示为均匀的低信号密度双凹结构，关节盘后部连接的双板区表现为中等信号强度。正常情况下，关节盘最凹处位于关节结节与髁突之间，关节前间隙小

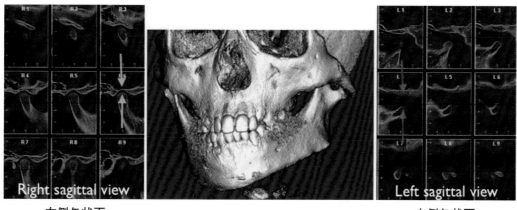

右侧矢状面　　　　　　　　　　　　　　　　　　　　　　　　　　　　　左侧矢状面

图 3.23　支气管弓综合征患者的影像。CBCT 重建影像上可以看出下颌骨不对称。在矢状面断层上，右侧颞下颌关节的髁突、关节窝、关节间隙均正常（蓝色箭头）。左侧颞下颌关节表现出关节窝变平，变小的左侧髁突游离于关节窝外（红色箭头）

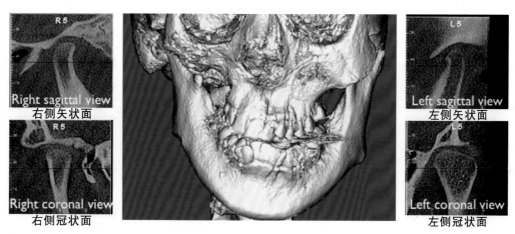

图 3.24　一个 Treacher Collins 综合征患者。CBCT 重建影像可见面中部严重的后缩和不对称，下颌骨不对称。矢状面断层可见左侧髁突变小，而右侧髁突变小得更严重

于后间隙。闭口位时，关节盘最厚的后带恰位于髁突上方的 12 点位置。

MRI 影像的获取有 T2 期（T2-weighted sequences）和 PD 期（Proton-density-weighted sequences）两种形式。T2 期适合观察肿胀和血管化，常见于囊内的炎症和水肿。PD 期由于具有很好的对比度，适合观察关节盘和关节韧带（图 3.26）。

关节盘可复性移位

正常情况下，关节结节、关节盘、

髁突三者的接触模式在开口过程中基本维持不变，最多也就是接触点发生了轻微的改变。MRI 能够显示开口位时关节盘的位置，从而可以帮助判断关节疾病的预后。

一名 24 岁女性患者因想要正畸而来到门诊，在检查过程中发现有严重的面部疼痛。CBCT 矢状面断层显示关节前间隙大于后间隙。MRI 诊断结果为可复性关节盘前移位（图 3.27 A~E）。治疗后，患者的关节盘回到了正常位

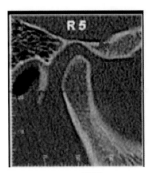
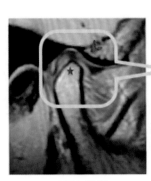
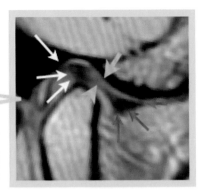

CBCT 影像   MRI 影像

图 3.25　一位关节健康患者的同一个髁突的 CBCT 和 MRI 矢状面断层。在 CBCT 上髁突和关节结节外层皮质骨显示为阻射 X 线的白色影像（红色箭头），但在 MRI 上，由于皮质骨含水量极低，显示为黑线。在 CBCT 和 MRI 上，髁突与关节结节（红色箭头）的位置关系都是一样的，MRI 上二者之间还可以看到带状的关节盘。对 MRI 影像的黄色方框进行放大，可以看到关节盘的前带（红色箭头）、中间带（黄色箭头）和后带（白色箭头）。关节盘最薄的中间带位于髁突与关节结节之间，关节前间隙（红色箭头到红星的间距）比后间隙大

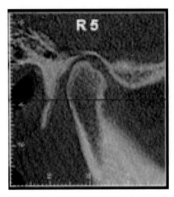
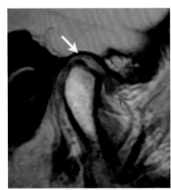
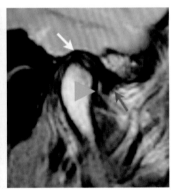

CBCT 影像   PD 期 MRI 影像   T2 期 MRI 影像

图 3.26　同一个患者的同一个髁突的 CBCT 和 MRI 影像。CBCT 比 MRI 更适合显示髁突外层皮质骨以及髁突内部的骨性改变。PD 期和 T2 期的 MRI 则适合观察关节盘（红白箭头）以及积液（蓝色三角所指）

置，这个治疗结果在成年患者中是很少见的（图 3.27 F~K）。

这个病例很好地展示了如果只有颞下颌关节 CBCT，如何根据髁突位置推测关节盘位置。尽管这种推测有很大概率是正确的，但是要想最终确诊关节盘的位置，还是需要拍摄 MRI 才行。

关节盘不可复性前移位

如果最大开口时，关节盘仍然处于前移位状态而没有回到正常位置的话，就可以被诊断为"关节盘不可复性前移位"（图 3.28）。在关节盘不可复性前移位这种内结构的紊乱早期，关节盘仍然是正常的双凹形态。随着时间

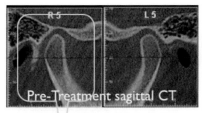

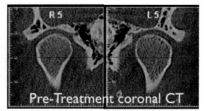

A. 治疗前 CBCT 矢状向　　　　　　　B. 治疗后 CBCT 冠状向

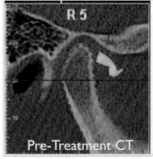

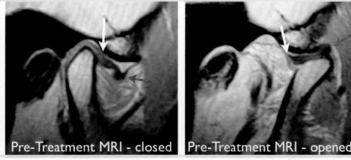

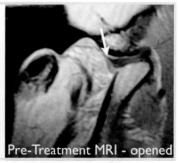

C. 治疗前 CBCT 矢状向　　　D. 治疗前 MRI– 闭口位　　　E. 治疗前 MRI– 开口位

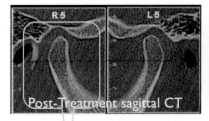

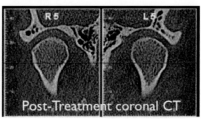

F. 治疗后 CBCT 矢状向　　　　　　　G. 治疗后 CBCT 冠状向

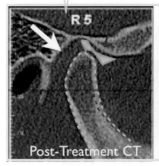

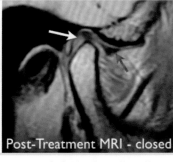

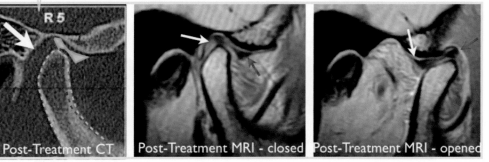

H. 治疗后 CBCT 矢状向　　　I. 治疗后 MRI– 闭口位　　　J. 治疗后 MRI– 开口位

图 3.27　A~E. 患者术前 CBCT 显示关节前间隙（红色箭头到红星的距离）更宽。闭口位 MRI 显示关节盘的后带（白色箭头）并不比髁突更靠上，而是位于髁突的前方。术前 CBCT 矢状面断层上用黄色示意图代表假想的关节盘。前带（红色箭头）发生了卷曲，并且在变形了的关节盘上方可见积液。在开口位 MRI，关节盘回到了关节结节和髁突之间，说明是"可复性关节盘前移位"。F~K. 患者治疗后的 CBCT 矢状面断层显示髁突在关节窝中向前向下移位（粗的白色箭头），从治疗前红色虚线标注的位置移动到蓝色虚线标准的位置。相对于治疗前，关节前间隙变小，后间隙变大。闭口位 MRI 和开口位 MRI 都显示关节盘位于正常的位置。在 CBCT 矢状面断层上用黄色示意图标注了假想关节盘所在的髁突 12 点位置

的推移，后带增厚，中间带、前带挛缩，形成双凸或圆形的关节盘。随着关节盘移位，病程转入慢性阶段，关节盘可能发生撕裂或穿孔。

按照关节盘移位的方向划分，一般有前移位、前外侧移位、前内侧移位、外侧移位、内侧移位、后移位。在MRI的矢状面断层和冠状面断层可以对上述各类型的关节盘移位进行诊断。

关节积液

关节积液一般被认为是渗出的大量液体堆积。无症状的患者很少出现关节积液。大量的关节积液一般和颞下颌关节疼痛、关节盘移位有关，是骨关节炎的早期表现。T2期MRI影像适合反映关节积液，成像为高信号密度的区域（图3.29），常围绕前带。

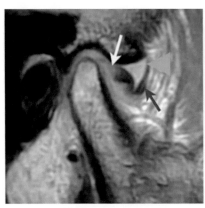
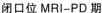
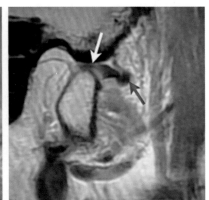

闭口位 MRI–PD 期　　　　　开口位 MRI–PD 期

图 3.28　一个不可复性关节盘前移位的患者。PD 期闭口位 MRI 显示关节盘后带（白色箭头）没有位于髁突的上方，而是处于前移位状态。关节盘前带（红色箭头）挛缩，盘上方可见积液（蓝色三角所指）。在开口位时，关节盘仍位于髁突的前方。关节渗出的积液位于关节前上间隙

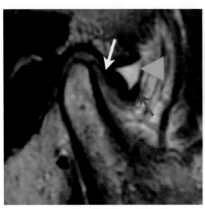
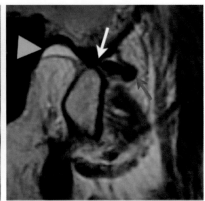

闭口位 MRI–T2 期　　　　　开口位 MRI–T2 期

图 3.29　该患者的 T2 期 MRI 影像。蓝色三角所指的是积液，位于闭口位的前间隙。在开口位时，关节积液被挤压到了关节后间隙，只在前间隙留下很小的高信号区域。图 3.28 中的 PD 期 MRI 影像中，积液的高信号区域就相对不明显

参考文献

[1] Caples SM1, Rowley JA, Prinsell JR, et al. Surgical modifications of the upper airway for obstructive sleep apnea in adults: a systematic review and meta-analysis. Sleep, 2010, 33(10):1396-407.

[2] Cappetta LS, Chung CH, Boucher NS. Effects of Bonded Rapid Palatal Expansion on Nasal Cavity and Pharyngeal Airway Volume: A Study of Cone-Beam CT Images [thesis]. University of Pennsylvania, 2009.

[3] Chen NH, Li KK, Li SY, et al. Airway assessment by volumetric computed tomography in snorers and subjects with obstructive sleep apnea in a Far-East Asian population (Chinese). Laryngoscope, 2002, 112:721-726.

[4] Eggensperger N, Smolka W, Iizuka T. Long-term changes of hyoid bone position and pharyngeal airway size following mandibular setback by sagittal split ramus osteotomy. J Craniomaxillofac Surg, 2005, 33:111-117

[5] European Commission. Radiation Protection 125: Low dose ionizing radiation and cancer risk. 2001. Office for Official Publications of the EC: Luxembourg. [2001] http://europa.eu.int/comm/environment/radprot/publications.

[6] European Commission. Radiation Protection 136. European Guidelines on Radiation Protection in Dental Radiology. Luxembourg: Office for Official Publications of the European Communities, 2004. [2004] Available from:http://ec.europa.eu/energy/nuclear/radioprotection/publication/doc/136_en.pdf

[7] Garcia Silva MA, Wolf U, Heinicke F, et al. Effective dosages for recording Veraviewepocs dental panoramic images: analog film, digital, and panoramic scout for CBCT. Oral Surg Oral Med Oral Pathol Oral Radiol Endod, 2008, 106: 571-577.

[8] Greco PM, Vanarsdall RL, Levrini M, et al. An evaluation of anterior temporal and masseter muscle activity in appliance therapy. Angle Orthod, 1999, 69(2): 141-141.

[9] Herberger T, Vanarsdall RL. Rapid Palatal Expansion: Long-Term Stability and Periodontal Implications [thesis]. University of Pennsylvania, 1987.

[10] Hirsch E, Wolf U, Heinicke F, et al. Dosimetry of the cone beam computed tomography Veraviewepocs 3D compared with the 3D Accuitomo in different fields of view. Dentomaxillofac Radiol, 2008, 37: 268-273.

[11] ICRP Publication 103. The 2007 Recommendations of the International Commission on Radiological Protection. Annals of the ICRP, 2007: 37.

[12] Kilic N, Oktay H. Effects of rapid maxillary expansion on nasal breathing and some naso-respiratory and breathing problems in growing children: a literature review. Int J Pediatr Otorhinolaryngol, 2008, 72(11): 1595-1601.

[13] Kokich VG. Don't start without the charting, AJODO 2011:139(4):S14 International Workshop for a Classification of Periodontal Diseases and Conditions. Papers. Oak Brook, Illinois, October 30-November 2, 1999. Ann Periodontol, 1999, 4:i, 1-112

[14] Kyung SH, Park YC, Pae EK. Obstructive sleep apnea patients with the oral appliance experience pharyngeal size and shape changes in three dimensions. Angle Orthod. 2005;75:15-22.

[15] Lofthag-Hansen S, Thilander-Klang A, Ekestubbe A, et al. Calculating effective dose on a cone beam computed tomography device: 3D Accuitomo and 3D Accuitomo FPD. Dentomaxillofac Radiol, 2008, 37: 72-79

[16] Loubele M, Bogaerts R, Van Dijck E, et al.Comparison between effective radiation dose of CBCT and MSCT scanners for dentomaxillofacial applications. Eur J Radiol, 2008, Jul 16 [Epub ahead of print].

[17] Loubele M, Jacobs R, Maes F, et al. Radiation dose vs. image quality for low-dose CT protocols of the head for maxillofacial surgery and oral implant planning. Radiat Prot Dosimetry, 2005, 117: 211-216.

[18] Ludlow JB, Davies-Ludlow LE, Brooks SL.Dosimetry of two extraoral direct digital imaging devices: NewTom cone beam CT and Orthophos Plus DS panoramic unit. Dentomaxillofac Radiol, 2003, 32: 229-234.

[19] Ludlow JB, Davies-Ludlow LE, Brooks SL, Howerton WB. Dosimetry of 3 CBCT devices for oral and maxillofacial radiology: CB Mercuray, NewTom 3G and i-CAT. Dentomaxillofac Radiol, 2006, 35: 219-226.

[20] Ludlow JB, Ivanovic M. Comparative dosimetry of dental CBCT devices and 64-slice CT for oral and maxillofacial radiology. Oral Surg Oral

Med Oral Pathol Oral Radiol Endod, 2008, 106: 106–114.

[21] Mah JK, Danforth RA, Bumann A, et al. Radiation absorbed in maxillofacial imaging with a new dental computed tomography device. Oral Surg Oral Med Oral Pathol Oral Radiol Endod, 2003, 96: 508–513

[22] Manns A, Chan C, Miralles R. Influence of group function and canine guidance on electromyographic activity of elevator muscles. J Prosthet Dent, 1987, (57): 494–501.

[23] Okano N, Baba K, Igarashi Y. Influences of altered occlusal guidance on masticatory muscle activity during clenching. J Oral Rehab, 2007, (9): 679–684.

[24] Oliveira de Felippe NL, Da Silveira AC, Viana G, et al. Relationship between rapid maxillary expansion and nasal cavity size and airway resistance: short-and long-term effects. Am J Orthod Dentofac Orthop, 2008, 134(93): 370–382.

[25] Palomo JM, Rao PS, Hans MG. Influence of CBCT exposure conditions on radiation dose. Oral Surg Oral Med Oral Pathol Oral Radiol Endod, 2008, 105: 773–82.

[26] Roberts JA, Drage NA, Davies J, et al. Effective dose from cone beam CT examinations in dentistry.Br J Radiol, 2009, 82: 35–40.

[27] Silva MA, Wolf U, Heinicke F, et al. Cone-beam computed tomography for routine orthodontic treatment planning: a radiation dose evaluation. Am J Orthod Dentofacial Orthop, 2008, 133: 640.e1–5.

[28] Tsiklakis K, Donta C, Gavala S, et al. Dose reduction in maxillofacial imaging using low dose Cone Beam CT. Eur J Radiol, 2005, 56: 413–417.

[29] Williamson EH, Lundquist DO. Anterior guidance: its effect on electromyographic activity of the temporal and masseter muscles. J. Prosthet Dent, 1983, 69: 816–823.

[30] Arnett G W, Gunson M J. Risk Factors in the Initiation of Condylar Resorption. Seminars in Orthodontics, 2013, 19(2):81–88

[31] Gunson MJ, Arnett GW, Formby B, et al. Oral contraceptive pill use and abnormal menstrual cycles in women with severe condylar resorption: A case for low serum 17–estradiol as a major factor in progressive condylar resorption. Am J OrthodDentofacialOrthop, 2009, 136:772–779.

[32] Nwville BW, Damm DD, Allen CM. Philadelphia: Saunders; 1995. Oral and Maxillofacial Pathology, 1995: 15–16.

[33] Obwegeser HL, Makek MS. Hemimandibular hyperplasia-Hemimandibular elongation. J Maxillofac Surg, 1986, 14:183–208.

[34] Tomas X, et al. MR imaging of temporomandibular joint dysfunction: a pictorial review, 2006, 26(3).

第4章 为什么需要在殆架上进行模型分析

髁突的最合适位置

如第3章所述，即便取得了理想的上下牙排列，也不一定就会带来正常的咬合功能。有不少看起来很成功的正畸治疗，却在治疗后出现了尖牙的磨耗、牙松动度的增大、牙敏感的增加以及颞下颌关节功能的紊乱等问题。我们作为正畸医生必须认识到正畸是咬合重建的一种形式，而正畸医生也是颅面系统重建方面的专业人士。良好的功能咬合的评判标准既包括良好的上下牙列的排列和接触情况，也同时包括与之协调的颞下颌关节盘–髁突复合体与关节窝前上斜面的接触关系（图4.1）。

髁突或者下颌骨相对颞骨关节窝的正确位置，常被人们主观性的称为正中关系位（centric relation，CR），但CR在解剖意义上是骨的位置，与牙的位置或垂直高度无关。Okeson将CR位定义为下颌的"矫形"稳定位和肌肉骨骼稳定位。

1. 当闭口时，髁突位于关节窝的

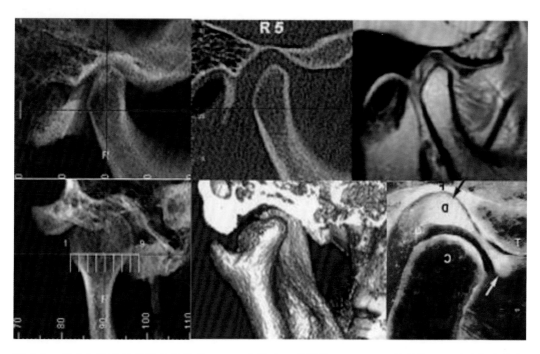

图 4.1 髁突在颞骨关节窝中的位置，可以在传统二维影像、CBCT三维影像以及磁共振影像中反映出来

前上位（骨骼肌肉性的稳定性位置），通过关节盘与关节结节的后斜面相接触（图4.2）。在此位置时，上下牙列所有牙位均匀同时接触（CR=MIP最大牙尖交错位），前牙区的咬合接触比后牙区的咬合接触更轻。

2.当下颌骨向一侧做侧方运动时，在工作侧应该有足够的引导以使得平衡侧的上下牙列迅速脱离咬合接触，尖牙是发挥这种功能作用的最理想的牙位。

3.当下颌骨做前伸运动时，在前牙段应该有足够的引导，以使得后牙迅速脱离咬合接触。

4.患者处于直立坐姿时，让其做后牙咬合接触，此时后牙的接触应比前牙

的接触为重。

石膏模型能为临床医生提供有价值的诊断信息，也能用来向患者讲解相关问题。

石膏模型能反映如下信息：

·静态的上下牙列接触关系（中性关系、远中关系、近中关系）；

·水平向的覆盖关系以及垂直向的覆𬌗关系；

·牙列中线；

·上下牙弓的对称性；

·牙弓拥挤度和间隙；

·𬌗平面；

·牙冠大小不调；

·牙的倾斜度和扭转度；

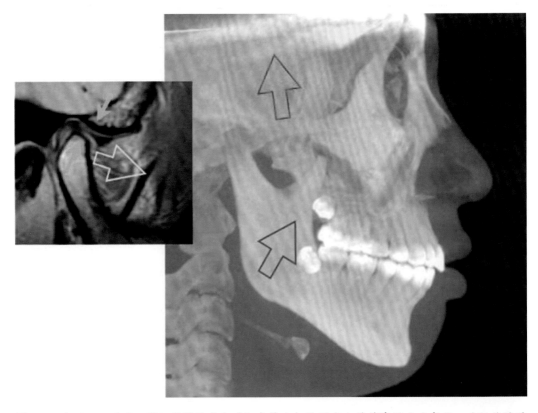

图4.2 在闭口运动时，颞肌收缩的方向（红色箭头）使髁突向关节窝的上方复位；咬肌收缩的方向（蓝色箭头）使髁突向关节窝的前上方复位；当这些肌肉方向与翼外肌的收缩方向（黄色箭头）相叠加时，髁突就会向关节窝的前上方复位（绿色箭头）

· 骨性和牙性的反𬌗。

𬌗架上的石膏模型能反映如下更多的信息：

· 咬合的早接触情况（牙体上的磨耗面提示可能存在的早接触，这需要在患者的 CR 位以及最大牙尖交错位上确认）；

· 工作侧的𬌗干扰；

· 平衡侧的𬌗干扰；

· 对组牙功能的评估；

· 对尖牙引导作用的评估

· 揭示可能存在的下颌功能性偏斜和牙性干扰。

在生长发育过程中，由于牙的萌出和脱落过程的异常，有时候会造成早接触或"支点"效应，导致下𬌗位置的变化，从而强迫患者进入到方便性𬌗位或称之为习惯𬌗位（图 4.3~ 图 4.5）。例如，因后牙某个斜面存在早接触会导致下颌被迫前伸到更靠前的𬌗位，导致 CR/MIP 的不调。简单来说，所谓支点就是干扰髁突回复到最适宜位置的咬合接触点。

髁突的 CR 位应与最大牙尖交错位（MIP）相一致，以预防最大牙尖交错位时的髁突滑动导致的下𬌗位移，确保神经肌肉的协调一致，从而保护正常的盘髁位置关系。

因此，为保证对下颌骨位置的正确诊断，𬌗架是正畸医生必不可少的重要诊断工具。

𬌗架是记录上下颌骨之间相互位置关系的诊断记录工具。它无法像真实人体一样做咀嚼运动，但它可以用来记录和复制下颌骨在颌运循环中的边缘运动。同时还可以借助它来测量患者最大牙尖交错位时的髁突位置和髁突适宜位置之间的差异或一致性。

20 世纪 70 年代中期和 80 年代早期，一些正畸医生逐渐认识到，在获得良好的上下牙列关系的同时，取得稳定髁突位置的重要性。Ronald Roth 医生率先发表了一系列文章强调髁突位置在正畸治疗中的重要性。他认为不能仅仅通过临床检查和手持模型就认为了解到

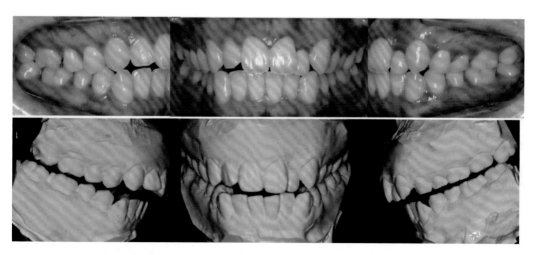

图 4.3　患者的口内照片显示前牙的覆𬌗较浅，后牙为尖窝交错（MIP），𬌗架上的模型显示左侧最末端磨牙早接触

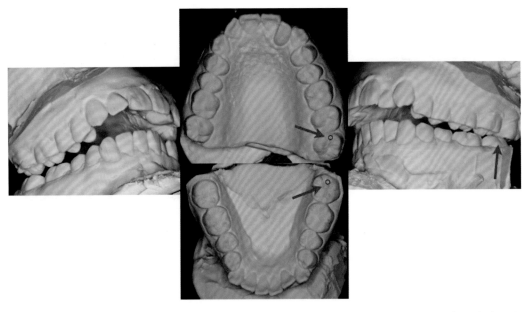

图4.4 对图4.3中患者的𬌗架模型进行检查，最先接触到的是左上第三磨牙的近中边缘嵴和左下第二磨牙的远中颊尖（图中蓝点区域）。这个早接触点被称为"支点"

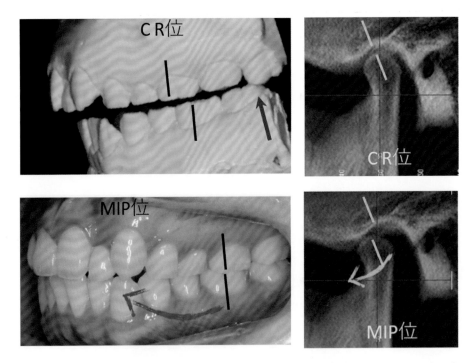

图4.5 在CR位时，𬌗架模型上的第一接触点在左侧磨牙区（红色箭头处），此时第一磨牙关系为Ⅱ类（黑色线段处已标示上颌第一磨牙的近中颊尖和下颌第一磨牙的颊沟）。颞下颌关节区的CBCT矢状面断层影像显示在CR位时，关节窝的功能面（黄色线段为其功能面的中点）与髁突的功能面（黄色线段）相对。在最大牙尖交错位时，下颌向前上移位（蓝色箭头），使得上下第一磨牙的黑色线段相对齐。在颞下颌关节的影像学检查中，髁突位置沿关节结节前移，代表功能面中点的黄色线段未能像CR位时那样对齐

了咬合的真实状况，因为很多个体都存在一定数量的咬合干扰点，从而导致下颌骨在闭口运动的终点无法回到铰链运动点。Cordray 医生也在相关文献指出，只有通过𬌗架才能观察到"真实"的咬合状况（图 4.6）。

4. 研究模型分析

正畸研究模型应从水平向、前后向（矢状向）以及垂直向三个维度进行分析。可先对上下颌进行这三个平面的独立分析，然后在𬌗架上的 CR 位将上下颌模型结合起来分析。

水平向

上牙列的中线与面部中线的关系，对于面部审美而言至关重要。但在有些情况下，尤其患者上颌骨本身就存在结构性的不对称时，要想确认究竟哪条线才是患者的面部中线，却并非易事。因此对于上牙列与面部中线的关系的评估，不能仅凭研究模型或者𬌗架模型分析而得出，还必须结合临床口外检查以及患者口外照片。在口外临床照相时，有时还需要从不同的角度拍摄患者，以评估软组织形态以及其下方的骨骼大小和形态。还有些时候，静态时的中线和动态时的中线并不完全一致。因此，当需以上艰难抉择时，正畸医生除了需要进行客观的专业分析，还需要和患者共同商讨，并确认上牙列中线应该对齐哪一条参照线（图 4.7）。

上下牙列中线之间的关系，应该通过𬌗架上的模型分析得出，因为 CO 位时的上下中线关系和 CR 位时的上下中线关系往往存在差异（图 4.8~ 图

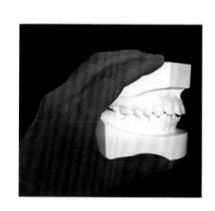
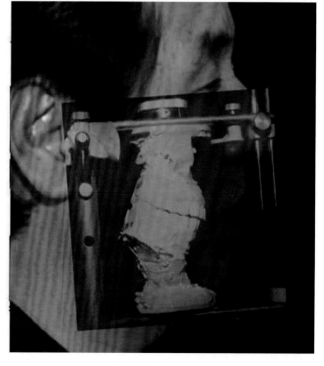

图 4.6　通过手持模型和𬌗架模型对咬合进行评估和对比

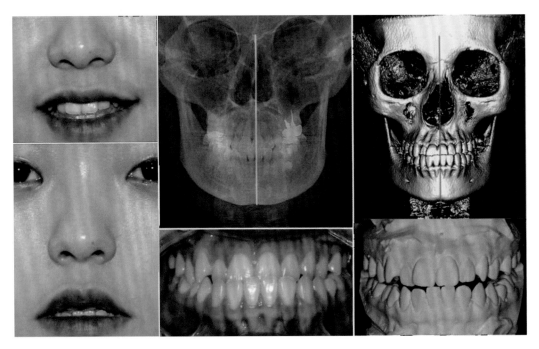

图 4.7　一个Ⅲ类患者上下牙列中线不调。在其中一张面相上，上中线与面部中线一致，而在另一张面相上，下中线与面部中线一致。在评估牙列中线与面部中线关系时，需要综合观察评估硬组织和软组织面部中线

4.9）。将模型在 CO 位和 CR 位分别在 MCD（Measurment of Condylar Displacement）上进行读数并对比，是反映横向不调程度的可测量指标。如果读数大于 0.7mm，患者往往存在上下牙弓宽度不调（参见第 6 章）、TMJ 问题，或者二者兼而有之。MCD 在不同𬌗架厂家的名称有所不同，也有厂家称之为 CPI、MPI 等。

矢状向分析 & 垂直向分析

使用 Angle 分类的Ⅰ类、Ⅱ类、Ⅲ类来描述上下牙列的磨牙、尖牙位置的前后向关系（图 4.10）。

磨牙关系

－Ⅰ类磨牙关系：上颌第一磨牙的近中颊尖正对下颌第一磨牙的颊沟。

－Ⅱ类磨牙关系：下颌第一磨牙的颊沟位于上颌第一磨牙的近中颊尖的远中。

Ⅱ类磨牙关系有两个分类：

Ⅱ类 1 分类：上颌切牙前倾，覆盖增大。

Ⅱ类 2 分类：上颌中切牙内倾，上颌侧切牙颊向错位。因此表现为前牙段覆盖减小，并伴有深覆𬌗。但对于亚洲人种而言，更常见的情况是尖牙颊向错位，而上颌侧切牙与上颌中切牙呈直线排列（图 4.11）。

单侧的Ⅱ类磨牙关系称为Ⅱ类亚类（无论左右）。

基于磨牙Ⅱ类关系的程度，可以进一步划分（图 4.12）：

完全Ⅱ类磨牙关系：上颌第一磨牙的近中颊尖正对下颌第一磨牙及其近

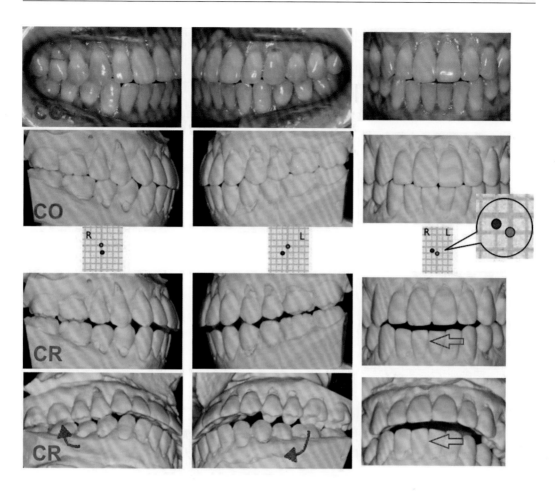

图 4.8　患者的口内照片，以及 CO 位的模型呈现 I 类的尖牙和磨牙关系，上下中线一致。殆架上的 CR 位模型显示下颌模型相对上颌模型向右移动，使得左侧后牙出现较大覆盖。MCD 显示右侧髁突表现出的几乎全部是垂直向的 CO-CR 移位（蓝色点为 CR，红色点为 CO）。而左侧髁突同时表现出垂直向和水平向移位。CO-CR 在横向的不调达到了 1mm（黑色圆圈内进行了放大显示）

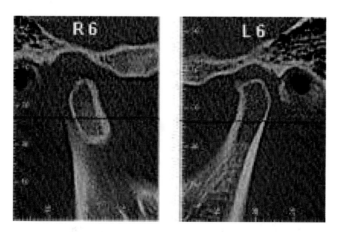

图 4.9　TMJ 的 CBCT 矢状向断层显示前述患者右侧髁突与关节窝之间间隙较大，这个影像学检查结果和 CR 位时下颌模型向右侧移动的现象也是相互印证的

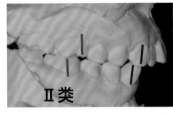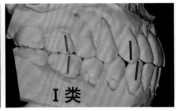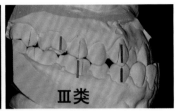

图 4.10 磨牙、尖牙关系Ⅱ类、Ⅰ类、Ⅲ类。使用蓝色线段标记上颌第一磨牙颊尖与下颌第一磨牙颊沟。二者一致时，就是磨牙Ⅰ类关系。使用红色线段标记上下尖牙的牙尖，上颌尖牙牙尖位于下颌尖牙牙尖远中约 3mm 时，就是尖牙Ⅰ类关系

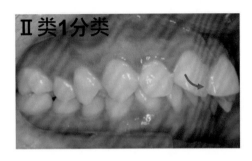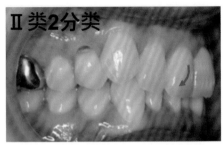

图 4.11 Ⅱ类磨牙关系分为 1 分类和 2 分类。Ⅱ类 1 分类是上颌切牙唇倾，覆盖增加；Ⅱ类 2 分类是上颌切牙舌倾，覆盖减小

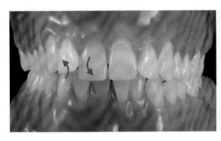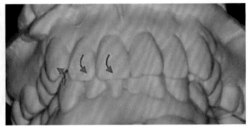

图 4.12 Ⅱ类 2 分类错𬌗上颌中切牙舌倾，上颌侧切牙颊向错位。覆盖减小，伴有深覆𬌗。但在亚洲人群，Ⅱ类 2 分类错𬌗经常表现为上颌中切牙、侧切牙内倾，呈直线排列，上颌尖牙颊向错位

中邻牙的邻间隙。

不完全Ⅱ类磨牙关系：上下第一磨牙在矢状向上呈现上颌第一磨牙的近中颊尖正对下颌第一磨牙的近中颊尖，上下第一磨牙的近中邻面处于同一平面（图 4.13）。有很大一部分患者这样的Ⅱ类关系，并非是真性的Ⅱ类关系，而仅仅是由于上颌第一磨牙近中舌向扭转所致（图 4.14）。

－Ⅲ类磨牙关系：下颌第一磨牙的颊沟位于上颌第一磨牙近中颊尖的近中。该特征只存在于单侧的时候，被称为Ⅲ类亚类。

尖牙关系

－Ⅰ类：上颌尖牙位于下颌尖牙远中，牙尖到牙尖的距离约为 3mm。

－Ⅱ类：上下尖牙的牙尖到牙尖的距离不足 3mm，或上颌尖牙位于下颌尖牙的近中。

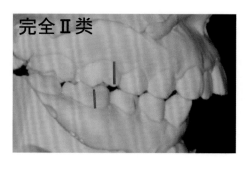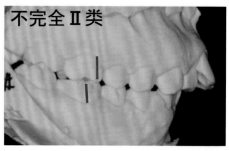

图 4.13　完全Ⅱ类磨牙关系（左图），上颌第一磨牙的近中颊尖正对下颌第一磨牙与其近中邻牙之间的邻间隙。不完全Ⅱ类磨牙关系（右图），上下第一磨牙呈现尖对尖关系，上下第一磨牙近中邻面处于同一平面

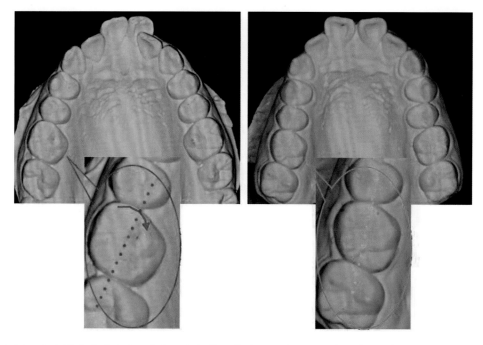

图 4.14　有些Ⅱ类磨牙关系，是由于上颌第一磨牙的近中旋转而产生（左图）。磨牙正常排列时，所有后牙中央沟呈直线排列（右图）

－Ⅲ类：上颌尖牙的牙尖位于下颌尖牙的牙尖远中超过 3mm。

覆盖（前牙矢状向关系）

下颌中切牙的颊面与上颌中切牙的切缘在𬌗平面上投影的间距，称为覆盖。当上颌切牙位于下颌切牙的前方时，称为正覆盖。如果上下切牙的唇面处于同一平面，称为 0 覆盖。上颌切牙位于下颌切牙后方时，称为反覆盖。覆盖正常值为 2~3mm（图 4.15）。切牙覆盖的量，可以在临床检查时直接测量，也在头颅侧位片上测量，或者在石膏模型上测量。

覆𬌗（前牙的垂直向关系）

覆𬌗是上下切牙切缘在垂直向的距离，即在垂直于𬌗平面方向上的投影

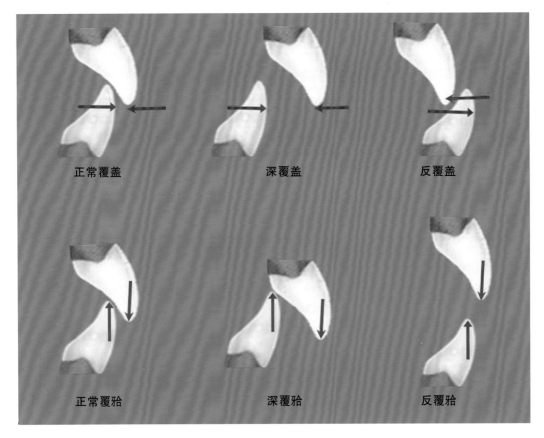

正常覆盖　　　　　　深覆盖　　　　　　反覆盖

正常覆𬌗　　　　　　深覆𬌗　　　　　　反覆𬌗

图 4.15　覆𬌗与覆盖可能呈现出的各种关系

的间距。如果上切牙的切缘位于下切牙切缘的下方，就是正覆𬌗，反之则是反覆𬌗，存在于开𬌗患者。覆𬌗的正常值通常在 3~4mm，覆𬌗的具体正常值应取决于个体的下颌运动功能，而不能仅以表面毫米数来决定。个性化的覆𬌗正常值与后牙不同的牙尖斜度以及每个个体不同的髁导斜度相关，这几方面必须相互协调。从功能咬合的角度来看，正常的覆𬌗需要能够在前伸𬌗时，使上下磨牙、前磨牙发生瞬时分离。

矢状向和垂直向的综合评估，即覆𬌗和覆盖的联动关系

咬合的评估应从两个方面来考虑，即美观方面和功能方面。美观方面的评估包括面部的垂直比例、唇的闭合状态、气道的通畅程度、休息位时牙龈暴露量、大笑时牙龈暴露量。功能方面的评估主要包括前牙段覆𬌗和覆盖的大小。前牙段上下颌的接触关系（表现为覆𬌗和覆盖的大小）能在大多数情况下发挥对下颌骨功能运动的引导作用，也在大多数情况下决定了下颌的功能运动轨迹。前牙的覆𬌗和覆盖过小，就会导致前牙引导不足，以及下颌运动中后牙牙尖的早接触及𬌗干扰。

因为𬌗架能消除下颌功能运动中的神经肌肉的规避模式的影响，当将上下牙列模型在 CR 位上𬌗架后，就会发现

相对于 CO 位时的上下牙列关系，𬌗架上的上下牙列的垂直向关系会发生显著改变，同时这种垂直向的改变也会带来前后向相互关系的改变。

当由于患者的生长或者治疗的原因关闭了垂直向高度的话，下颌牙列就会相对向上向前移动，出现覆盖减小、覆𬌗增大的效应。图 4.15 描述了这种垂直向与矢状向的交互作用关系。当由

于患者生长或者治疗原因打开了垂直向高度的话，就会如图 4.16 所示，出现相反的变化。咬合打开，下颌牙列相对向下向后移动，覆盖增加，覆𬌗减小。所以，矢状向关系不是孤立存在的，而是直接受到垂直向关系的影响。

通过上𬌗架后的模型进行矢状向和垂直向的诊断（图 4.17~ 图 4.21）。

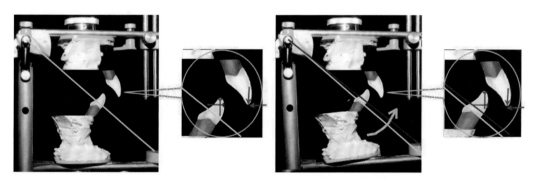

图 4.16　在𬌗架上关闭垂直向高度之前的覆𬌗覆盖（左）和关闭垂直高度之后的覆𬌗覆盖（右）。如果沿着黄色箭头的方向闭合𬌗架，上下牙列的垂直向距离将变小，表现为下切牙向上、向前移动，覆𬌗加深，同时覆盖减小

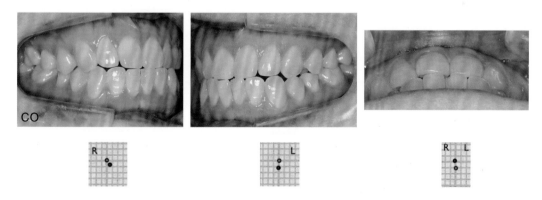

图 4.17　患者在临床检查时，表现为Ⅲ类亚类错𬌗，前牙对刃，覆𬌗、覆盖均为 0mm（CO 位）。患者主诉有肌肉疼痛，因此进行咬合板治疗。在疼痛症状缓解、髁突位置稳定后，口内照片显示前牙表现出开𬌗状态 (CR 位)。CR 位上𬌗架的模型表现出更大的开𬌗，这是由于𬌗架上的石膏模型不能像人体那样会为了获得更多的后牙接触而发生神经肌肉的规避机制

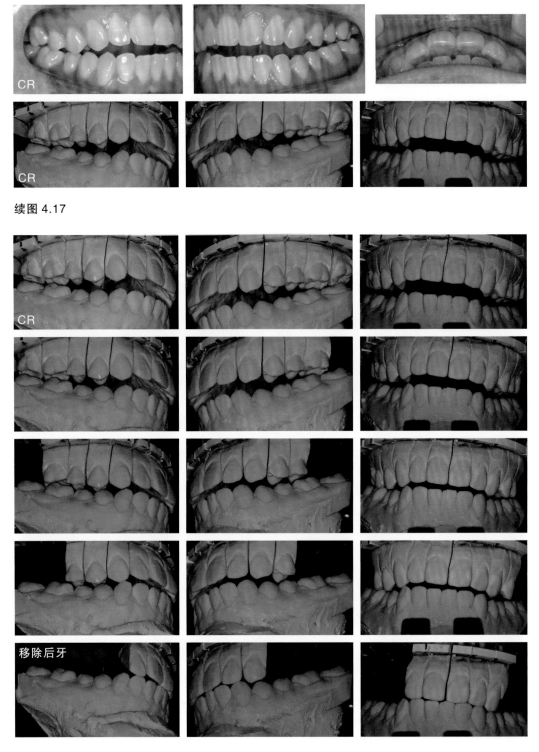

续图 4.17

图 4.18　上图中患者的模型在上殆架之前做了个别戴型，以便于能够在模拟移除特定的早接触牙位后，再进行进一步的咬合检查。在检查中，首先发现第二磨牙是咬合关闭过程中第一个咬合接触点，当移除第二磨牙戴型后，新的第一咬合接触点前移到了第一磨牙处。然后继续依次移除前磨牙，以观察后牙殆干扰去除后的前牙覆殆、覆盖情况

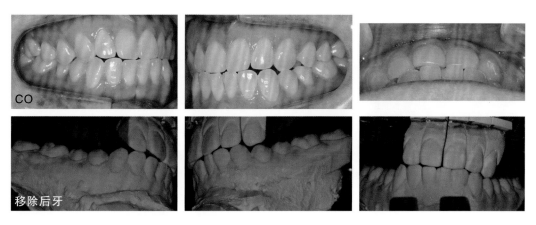

图 4.19　上述患者最原始的 CO 咬合与殆架上最终建立的前牙咬合。患者口内 CO 表现为前牙对刃，而 CR 位建立的前牙咬合具有正覆盖

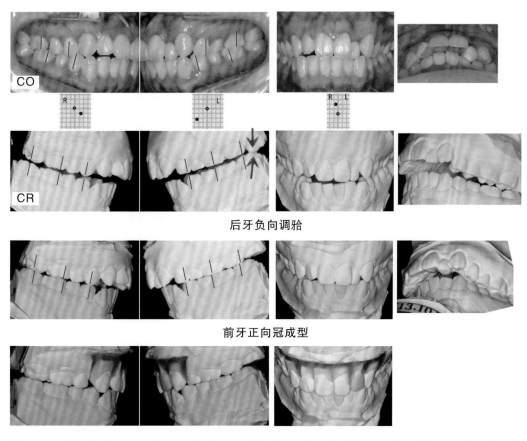

图 4.20　此患者的口内照片（CO 位）显示磨牙关系 I 类，覆殆较小，覆盖较大，下牙列中线偏向右侧。MCD 测量显示左侧髁突有较大的 CO-CR 不调。第一次将模型上殆架后（CR 位）显示第一咬合接触点位于左上 8 与左下 7（红色箭头），覆殆为负数，覆盖增大，但上下牙列中线变得一致。磨除左上 8 的咬合面后，大多数的上下后牙开始接触，开殆减小，覆盖减小。减数第一前磨牙的排牙试验显示可以通过拔牙治疗获得恰当的覆殆与覆盖

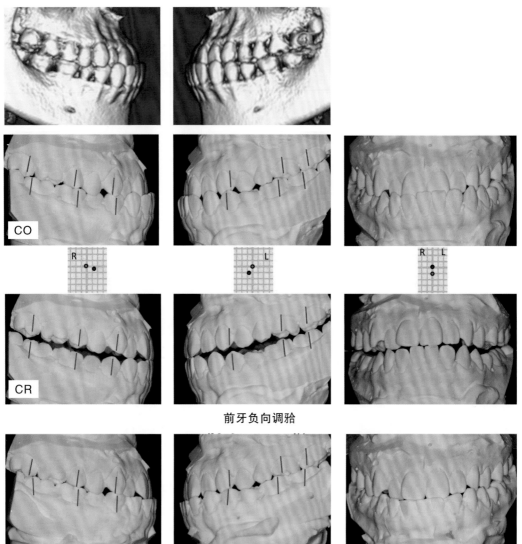

前牙负向调𬌗

图 4.21　此患者在 CO 位表现为Ⅲ类磨牙关系和尖牙关系，正覆𬌗，反覆盖。在 CR 位将模型上𬌗架后，第一咬合接触点出现在前牙区，后牙此时表现为开𬌗。当前牙在模型上磨除前牙后，大多数的后牙建立了咬合接触。这个现象说明前牙在 CR 位的反覆盖没有在 CO 位时严重

参考文献

[1] Ash M M, Ramfjord S. Occlusion. Philadelphia: W B Sunders Co, 1996.

[2] Dawson P E. Centric relation. Its effect on occluso-muscle harmony. Dental clinics of North America, 1979, 23, 169-180.

[3] Clark J R, Hutchinson I, Sandy J R. Functional Occlusion: II. The role of articulators in orthodontics. JO, 2001: 173.

[4] Cordray F E. Centric relation treatment and articulator mountings in orthodontics, Angle Orthodontist, 1996, 2, 153-158.

[5] Grippo JO, Simring M, Coleman TA. Abfraction, abrasion, biocorrosion, and the enigma of noncarious cervical lesions: A 20-year perspective. J Esthet Dent, 2012, 24(1):10-25.

[6] Johnston L E. Gnathologic assessment of centric slides in post retention orthodontic patients. Jounrnal of Prosthetic dentistry, 1988, 60, 712-715.

[7] Roth R H. Funcional occlusion for the orthodontist, Jounrnal of Clinical Orthodontics, 1981, 15: 32-51, 100-123, 174-198, 246-265.

[8] Williamson E H, Steinke R M, Morse P,

et al. Centric relation: a comparison of muscle-determined position and operator guidance, American Journal of Orthodontics, 1980, 77, 133–145.

[9] Caples SM1, Rowley JA, et al. Surgical modifications of the upper airway for obstructive sleep apnea in adults: a systematic review and meta-analysis. Sleep, 2010, 33(10):1396–407.

[10] Cappetta LS, Chung CH, Boucher NS. Effects of Bonded Rapid Palatal Expansion on Nasal Cavity and Pharyngeal Airway Volume: A Study of Cone-Beam CT Images [thesis]. University of Pennsylvania, 2009.

[11] Chen NH, Li KK, Li SY, et al. Airway assessment by volumetric computed tomography in snorers and subjects with obstructive sleep apnea in a Far-East Asian population (Chinese). Laryngoscope, 2002,112:721–726.

[12] Eggensperger N, Smolka W, Iizuka T. Long-term changes of hyoid bone position and pharyngeal airway size following mandibular setback by sagittal split ramus osteotomy. J Craniomaxillofac Surg, 2005, 33:111–117

[13] European Commission. Radiation Protection 125: Low dose ionizing radiation and cancer risk. 2001. Office for Official Publications of the EC: Luxembourg. [2001] http://europa.eu.int/comm/environment/radprot/publications.

[14] European Commission. Radiation Protection 136. European Guidelines on Radiation Protection in Dental Radiology. Luxembourg: Office for Official Publications of the European Communities, 2004 [2004] http://ec.europa.eu/energy/nuclear/radioprotection/publication/doc/136_en.pdf

[15] Garcia Silva MA, Wolf U, Heinicke F, et al. Effective dosages for recording Veraviewepocs dental panoramic images: analog film, digital, and panoramic scout for CBCT. Oral Surg Oral Med Oral Pathol Oral Radiol Endod, 2008, 106: 571–577.

[16] Greco PM, Vanarsdall RL, Levrini M, et al. An evaluation of anterior temporal and masseter muscle activity in appliance therapy. Angle Orthod, 1999, 69(2): 141–141.

[17] Herberger T, Vanarsdall RL. Rapid Palatal Expansion: Long-Term Stability and Periodontal Implications [thesis]. University of Pennsylvania; 1987.

[18] Hirsch E, Wolf U, Heinicke F, et al. Dosimetry of the cone beam computed tomography Veraviewepocs 3D compared with the 3D Accuitomo in different fields of view. Dentomaxillofac Radiol, 2008, 37: 268–273.

[19] ICRP Publication 103. The 2007 Recommendations of the International Commission on Radiological Protection. Annals of the ICRP, 2007: 37.

[20] Kilic N, Oktay H. Effects of rapid maxillary expansion on nasal breathing and some naso-respiratory and breathing problems in growing children: a literature review. Int J Pediatr Otorhinolaryngol, 2008, 72(11): 1595–1601.

[21] Kokich VG. Don't start without the charting, AJODO, 2011, 139(4):S14 1999 International Workshop for a Classification of Periodontal Diseases and Conditions. Papers. Oak Brook, Illinois, October 30–November 2, 1999. Ann Periodontol 1999; 4:i, 1–112

[22] Kyung SH, Park YC, Pae EK. Obstructive sleep apnea patients with the oral appliance experience pharyngeal size and shape changes in three dimensions. Angle Orthod, 2005, 75:15–22.

[23] Lofthag-Hansen S, Thilander-Klang A, Ekestubbe A, et al. Calculating effective dose on a cone beam computed tomography device: 3D Accuitomo and 3D Accuitomo FPD. Dentomaxillofac, Radiol 2008, 37: 72–79

[24] Loubele M, Bogaerts R, Van Dijck E, et al. Comparison between effective radiation dose of CBCT and MSCT scanners for dentomaxillofacial applications. Eur J Radiol, 2008 [Epub ahead of print].

[25] Loubele M, Jacobs R, Maes F, et al. Radiation dose vs. image quality for low-dose CT protocols of the head for maxillofacial surgery and oral implant planning. Radiat Prot Dosimetry, 2005, 117: 211–216.

[26] Ludlow JB, Davies-Ludlow LE, Brooks SL.Dosimetry of two extraoral direct digital imaging devices: NewTom cone beam CT and Orthophos Plus DS panoramic unit. Dentomaxillofac Radiol, 2003, 32: 229–234.

[27] Ludlow JB, Davies-Ludlow LE, Brooks SL, et al. Dosimetry of 3 CBCT devices for oral and maxillofacial radiology: CB Mercuray, NewTom 3G and i-CAT. Dentomaxillofac Radiol, 2006, 35: 219–26.

[28] Ludlow JB, Ivanovic M. Comparative dosimetry of dental CBCT devices and 64-slice CT for oral and maxillofacial radiology. Oral Surg Oral

Med Oral Pathol Oral Radiol Endod, 2008, 106: 106–114.

[29] Mah JK, Danforth RA, Bumann A, et al. Radiation absorbed in maxillofacial imaging with a new dental computed tomography device. Oral Surg Oral Med Oral Pathol Oral Radiol Endod, 2003, 96: 508–513

[30] Manns A, Chan C, Miralles R. Influence of group function and canine guidance on electromyographic activity of elevator muscles. J Prosthet Dent, 1987, (57): 494–501.

[31] Okano N, Baba K, Igarashi Y. Influences of altered occlusal guidance on masticatory muscle activity during clenching. J Oral Rehab, 2007(9): 679–684.

[32] Oliveira de Felippe NL, Da Silveira AC, Viana G, et al. Relationship between rapid maxillary expansion and nasal cavity size and airway resistance: short-and long-term effects. Am J Orthod Dentofac Orthop, 2008, 134(93): 370–382.

[33] Palomo JM, Rao PS, Hans MG. Influence of CBCT exposure conditions on radiation dose. Oral Surg Oral Med Oral Pathol Oral Radiol Endod, 2008, 105: 773–82.

[34] Roberts JA, Drage NA, Davies J, et al. Effective dose from cone beam CT examinations in dentistry.Br J Radiol, 2009, 82: 35–40.

[35] Silva MA, Wolf U, Heinicke F, et al. Cone-beam computed tomography for routine orthodontic treatment planning: a radiation dose evaluation. Am J Orthod Dentofacial Orthop, 2008, 133: 640.e1–5.

[36] Tsiklakis K, Donta C, Gavala S, et al. Dose reduction in maxillofacial imaging using low dose Cone Beam CT. Eur J Radiol, 2005, 56: 413–417.

[37] Williamson EH, Lundquist DO. Anterior guidance: its effect on electromyographic activity of the temporal and masseter muscles. J. Prosthet Dent, 1983, (69): 816–823.

第5章　错殆畸形的先天病因

　　错殆畸形的发生是基因遗传及遗传表征学相互复杂作用的结果。在众多可能导致错殆畸形的牙源性、骨源性因素中，约有40%来自遗传（表5.1）。至于错殆畸形的发生在多大程度受基因遗传的影响，可以通过对比同卵双胞胎的研究来确定。某些面部特征，例如，鼻子的斜度、笑容、颌骨形状，都有较强的遗传背景。而即使是遗传因素，也可能会有不同的情况发生。例如，某个个体的牙面部特征，例如牙齿大小、牙齿形状、颌骨大小、颌骨形态等等，可能均来自父方或母方中的某一方，也有可能是其牙性特征来自其中某一方，而

表 5.1　错殆畸形的病因

全身因素	局部因素
1. 遗传因素	1. 牙的数量异常
2. 先天因素	– 多生牙
3. 环境因素	– 缺牙
– 出生前	2. 牙的大小异常
– 出生后	3. 牙的形态异常
4. 先天性代谢疾病	4. 唇系带异常
– 内分泌失衡	5. 乳牙早失
– 代谢紊乱	6. 乳牙滞留
– 感染性疾病	7. 恒牙迟萌
5. 饮食问题	8. 萌出道异常
6. 习惯和功能异常	9. 阻生牙
– 吮吸功能异常	10. 龋齿
– 不良吮指习惯或吮拇指习惯	11. 不良修复体
– 吐舌习惯	
– 咬唇或咬指习惯	
– 异常的吞咽习惯	
– 呼吸异常	
– 扁桃体、腺样体疾病	
– 精神因素和磨牙症	
7. 姿势	
8. 创伤和外伤	

颌骨特征来自另一方。另外，不仅Ⅲ类错殆具有较强的遗传倾向，Ⅱ类错殆的颅面骨骼形态也具有一定遗传性。因此，时常在兄弟姐妹中见到类似的Ⅱ类错殆畸形表现（图5.1）。

在婴儿出生时或出生前就已经发生的结构性畸形，无论是哪种原因导致的，包括胎儿期的发育缺陷所导致的畸形，都统称为"先天畸形"。婴儿出生时的缺陷可能是由于基因因素导致，也可能是由于环境因素如致畸剂导致。婴儿的出生缺陷可能累及面部和咬合系统，其程度则从轻微到严重都有可能。

唇腭裂，也被称为口面裂（orofacial cleft），包括了唇裂（CL）、腭裂（PL）和唇腭裂（CLP）。不同唇裂患者的上唇裂开程度不同，有可能只累及唇部，也可能延伸至鼻部（图5.2~5.4）。同

时唇裂可能是单侧的裂开，也可能是双侧的裂开，但很少见到正中间的裂开。腭裂是口腔顶部出现裂隙，而直接与鼻部相通，因此常导致哺乳喂养问题、语音问题、听力问题且时常伴有耳道感染。有些患者还会出现其他一些方面的障碍问题。出生时的唇腭裂常常还导致后续发育的问题，例如面中部发育不足和错殆畸形。

Downs 综合征，也被称为第21对染色体三倍体综合征，是由于整个或部分的第21对染色体出现第三拷贝导致的基因异常（图5.5）。它的典型表现为发育迟缓、轻到中度的智力障碍，以及颏部小、斜视、颌面部肌肉张力不足、鼻梁扁平以及由于嘴小和舌体过大所导致舌相对前突等面部特征。其中大约一半的患者还会由于气道的改变引起睡眠呼吸障碍。也有超过一半的 Downs

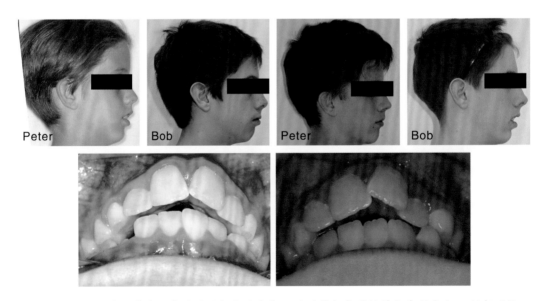

图5.1 A~D. 一对兄弟在8岁时的面相和咬合相。面型特征和牙性特征都很相似，颏部后缩，开唇露齿，上牙弓呈"V"形。E,F.兄弟二人治疗后的照片。尽管二人接受了相同方案的治疗，但是 Peter 的治疗结果看起来更好一些。区别在于基因之外的遗传表观因素，它的重要性并不亚于基因因素

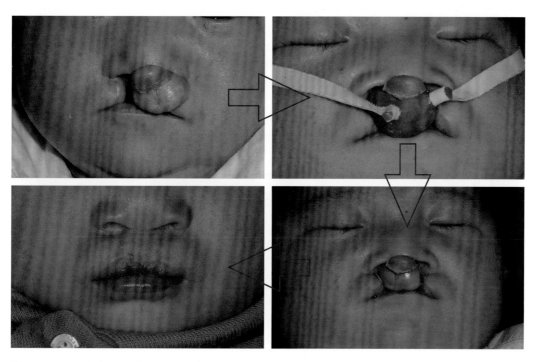

图 5.2　双侧唇裂伴腭裂的婴儿，在 1 个月龄时进行矫形治疗，以利于在 6 个月龄时进行唇裂修复术（蓝色箭头代表时间顺序）

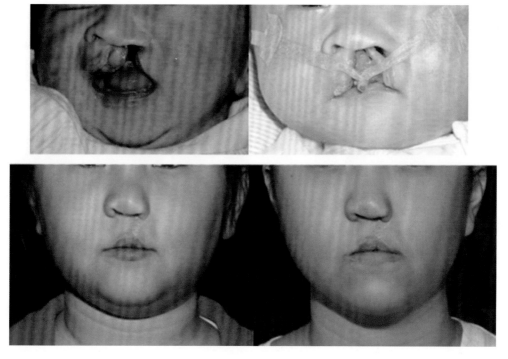

图 5.3　单侧唇裂伴腭裂患者。在婴儿期唇裂修复术之前，就通过矫形治疗矫正了变形的左侧鼻小柱形态（上图）。患者在 9~14 岁时，随着牙面部的发育，除了鼻部畸形外，还出现了面部的不对称（下图）

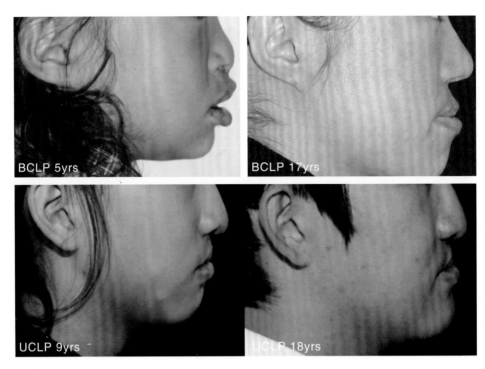

图5.4　大多数的腭裂患者,在5岁前面形基本是正常的。但随着年龄的增长,常常见到上颌骨发育缓慢的现象,且随着面部其余部位的发育,此问题常常显得越来越严重

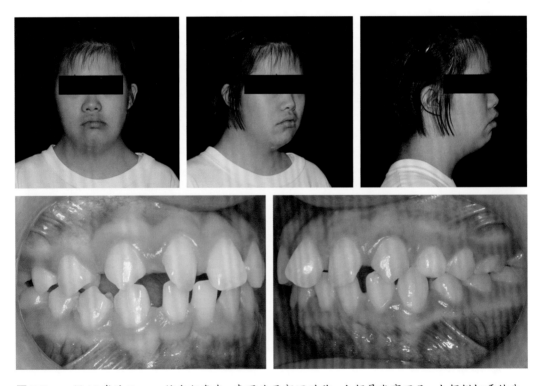

图5.5　一例15岁的Downs综合征患者,表现为面部不对称,上颌骨发育不足,上颌侧切牙缺失,前牙散在间隙

综合征患者伴有夜磨牙和牙齿磨耗问题。对于 Downs 综合征患者还常见以下面部特征：嘴唇起皮外翻，口呼吸，腭弓狭窄，牙列拥挤，Ⅲ类错𬌗，上颌骨发育不足，后牙反𬌗，乳牙滞留，恒牙迟萌，牙根短，也常见到牙缺失和牙冠形态异常（过小牙尤为常见）。

Pierre Robin 综合征（PRS）是一种先天的面部畸形（图 5.6）。PRS 是一种连锁反应式的面部发育畸形，换而言之，PRS 所涉及的多种面部畸形问题，常常是其中一种畸形导致后续其他畸形的发生，然后周而复始。PRS 的三个主要特征为腭裂、颌骨后缩（上下颌骨位置异常）以及舌体下垂（由于舌体后缩导致气道受阻）。近期的研究提示某个基因的变异可能会导致 PRS 的发生。

Parry-Romberg 综合征比较罕见，它的特征是缓慢而渐进性的出现半个面部皮肤和软组织的退行性变（半面萎缩），常见于左侧，且女性较男性多发（图 5.7）。

Crouzon 综合征是一种由于患者颅缝早闭所导致的一系列颅骨和面部的异常生长。Crouzon 综合征儿童由于颅骨骨缝早闭，而导致面中部发育不足，并使得眼球显得前突。同时 Crouzon 综合征还常伴有上颌骨后缩和下颌骨前突（图 5.8）。

颅缝早闭综合征，又称狭颅症，其主要问题来源于为颅骨骨缝的过早融合（图 5.9~ 图 5.11），它可能在出生时就存在融合，或在出生后的发育中骨缝出现过早融合。人类的头颅并非碗状

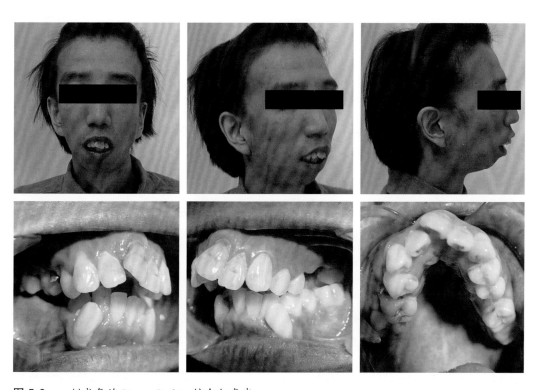

图 5.6　一例成年的 Pierre Robin 综合征患者

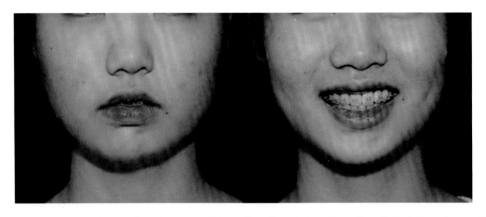

图5.7　Romberg综合征患者。由于下方软组织萎缩导致左侧额部不平。萎缩延伸至左眼，导致面部和牙列轻微不对称

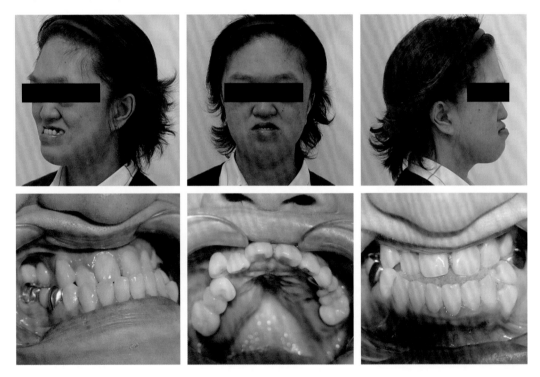

图5.8　一例典型的Crouzon综合征患者，面部特征包括突眼、上颌骨短小后缩、Ⅲ类面形和咬合、上牙弓狭窄

的一块完整骨骼，而是由很多骨块锯齿状拼合而成，知道这一点有助于我们更好地理解颅缝早闭综合征。骨块和骨块交界的位置称为骨缝。伴随婴儿的生长，大脑体积迅速扩大。根据现有的生长理论，大脑体积的增大会施力于颅骨骨块，并传递到骨块之间的骨缝，从而

导致骨块生长或扩张。如果其中的一个骨缝过早融合，就称为骨缝早闭，融合的骨缝区域将不会再生长，并可能导致另一个未融合的区域过度生长，从而导致颅骨形态畸形。

　　面裂是一种非常罕见的先天性畸形，它伴有骨缺失，有时在骨缺损

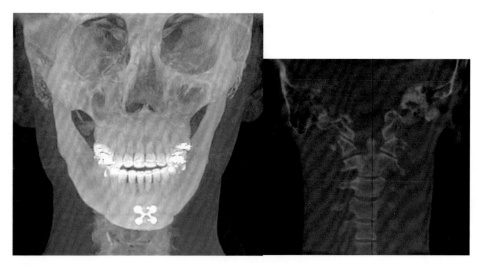

图 5.9　该患者面部不对称，曾接受过正颌手术治疗，但仍表现为不对称的长面型和前牙开殆。请注意该患者不仅面部有不对称的问题，其颈椎也有较明显的弯曲

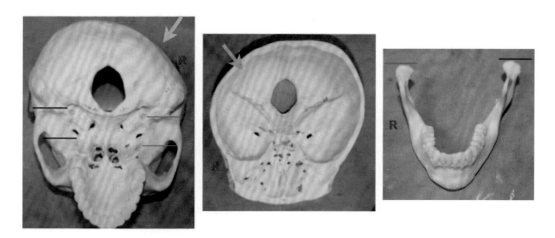

图 5.10　通过图 5.9 中患者的 CBCT 数据打印颅骨模型可以看到：后颅底的右侧扁平（绿色箭头），这导致了右侧的关节窝（蓝色线段）相对于左侧关节窝（黑色线段）更加靠前。受此影响，为了补偿左侧更加靠后的关节窝，下颌骨左侧也发生代偿性过度生长

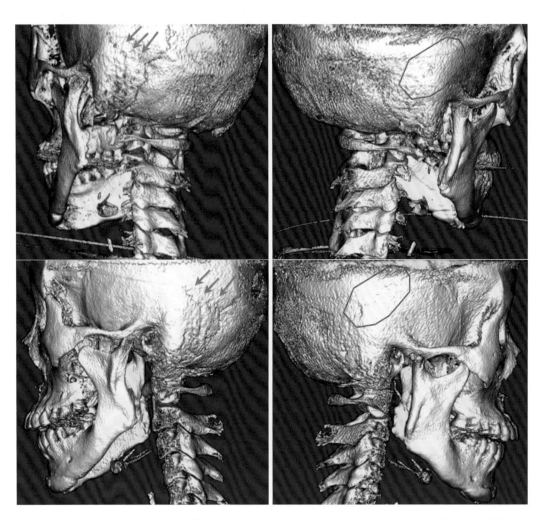

图 5.11　图 5.9 患者的 CBCT 影像显示右侧可见骨缝（蓝色箭头），左侧则很难辨认出骨缝

之上可能仅有皮肤相连。面裂可能发生在双侧，也可能仅发生在单侧（图5.12）。面裂存在很多种不同情况的变异，在诊断面裂时，需要明确其发生的部位和类型。面裂很少发生在某个单独区域，而往往与邻近区域的面裂相重叠。

半侧面部发育不良综合征（Hemifacial Microsomia），或称为Goldenhar综合征，是由于单侧的面下半部没有正常发育所致（图 5.13~ 图5.14）。最显著的一个特征就是患者患侧耳廓部分发育不足或缺失。患者常有

眼球上皮良性囊肿，还常伴有颈部问题，其原因通常是由于颈部骨骼的异常融合或异常连接所致。

Treacher Collins 综合征表现为颊骨和颌骨发育不足。此综合征患者的颊骨非常小甚至部分缺失，两眼眶距过大，同时还伴有眼睑的下垂和下眼睑的切迹（图 5.15）。患者的耳朵常常形态不良且外耳廓常缺失，并常伴有听力障碍。

面瘫可以是一种先天性畸形而在一出生就伴有，也可以由后天原因而导致。面部表情的控制是由大脑发起，通

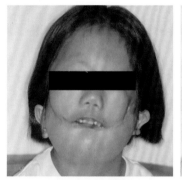
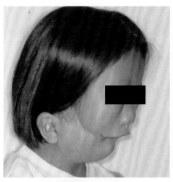
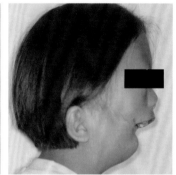
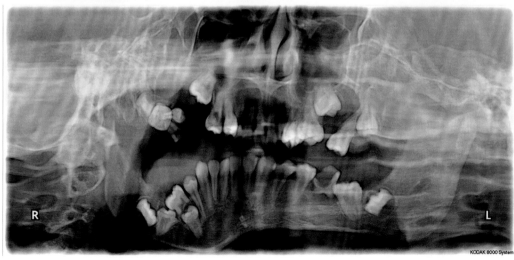

图 5.12　一名 10 岁的面裂患者。其包括耳朵在内的面下 1/3 与面中部被皮肤表面的裂线分隔开。在全景片上，上颌骨后段也被分隔开，从而使得上牙列被分为三段

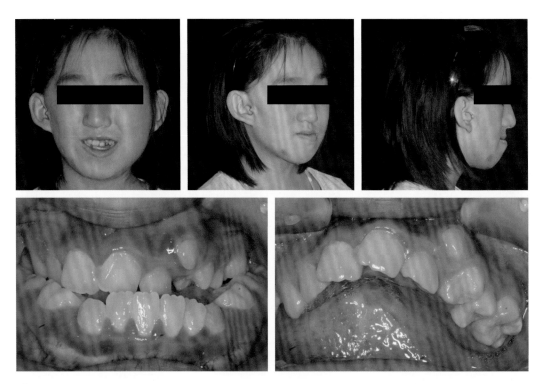

图 5.13　一例 11 岁的女性 Goldenhar 综合征患者。其右侧上颌骨及右侧下颌骨发育不足，从而导致面部偏斜及Ⅲ类咬合关系和面型。患者右耳发育不良的同时还伴有右侧耳屏前的皮赘发生。患者上颌骨的右上后牙段牙和牙槽骨均未形成。这样的骨性缺损使得后续的相关修复非常困难

过面神经到达面部肌肉，肌肉收到刺激信号后而发生收缩。面神经在颅内没有分支，出颅后迅速分成若干支进入不同的面部肌肉，控制面部肌肉的表情运动。这样的肌肉和神经的协调运作模式使得我们能够具有微笑、眨眼、皱眉以及一系列的正常面部表情。长期的表情肌运动不平衡会导致面部和咬合的畸形（图 5.16）。

　　脊柱侧弯是指某些患者的脊柱并不是如正常一样呈直线状，而是成一定曲度而弯向一侧。脊柱侧弯会导致颈椎的排列异常以及头颅姿势异常。长期的异常头颅姿势容易导致面部的不对称以及颞下颌关节的发育障碍（图 5.17）。

　　牙釉质生长发育不全（amelogenesis imperfecta，AI）表现为少见的牙釉质或牙齿的最外层形成异常。釉质最主要的成分是矿物质，在蛋白质的调控下由成釉细胞分泌形成。釉质发育不全的原因可以分为由基因缺陷来源的遗传因素以及胚胎发育中的环境因素所导致。患者常表现出牙齿颜色异常（黄色、棕色或灰色）。它可以波及上下牙列的所有牙齿。受波及的牙齿患龋齿的概率较大，对温度敏感，磨耗严重，牙结石过度沉积，同时伴有牙龈增生（图 5.18）。

　　哈钦森牙常见于母亲在孕期感染梅毒，表现为侧切牙锥形牙，中切牙切缘切迹，恒切牙牙冠形态类似于改锥头（图 5.19）。哈钦森牙的确诊需要明确导致哈钦森牙的病因。因为还有一些

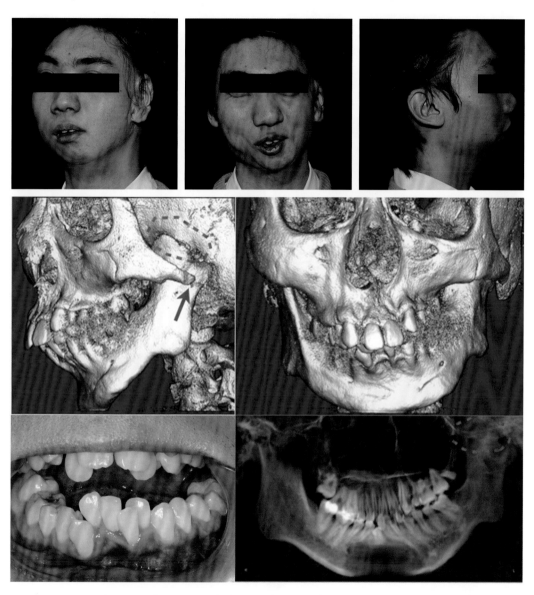

图 5.14 半侧面部发育不良综合征患者表现为单侧小颌畸形，严重的面部不对称。左侧颞骨没有颧突（蓝色箭头）。左侧喙突（红色虚线圈）增大，以不规则形状与蝶骨异常相接，从而导致牙关紧闭。需要说明的是上图的口内照片是在最大开口位拍摄的

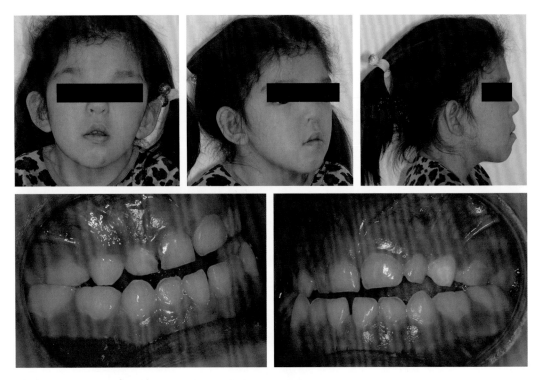

图 5.15　一例 15 岁的女性 Treacher-Collins 综合征患者，面中部发育不足，面部不对称，眶距过大，Ⅲ 类错𬌗。由于颈部骨骼的异常融合，导致她颈部偏斜

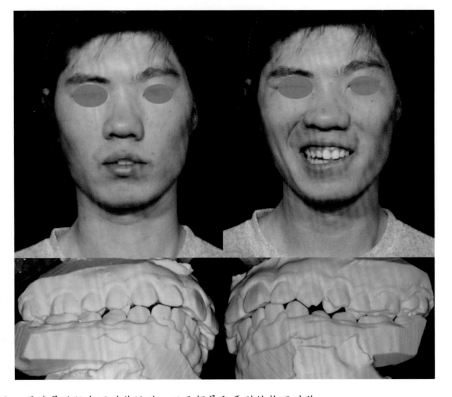

图 5.16　面瘫导致肌肉不对称运动，以及颌骨和牙列结构不对称

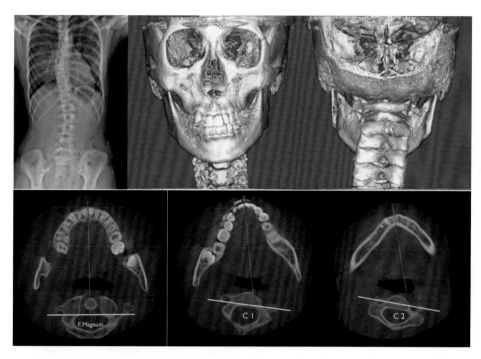

图 5.17 脊柱侧弯患者颈椎弯向一侧，头部姿势也是倾斜的。如果头部长期处于倾斜姿态，将会继发面部偏斜和错𬌗畸形。观察颈椎的连续断层，尽管枕骨大孔和上颌骨中线相一致，但在其之下的 C1、C2 水平发生了颈椎的扭转（黄色线段）

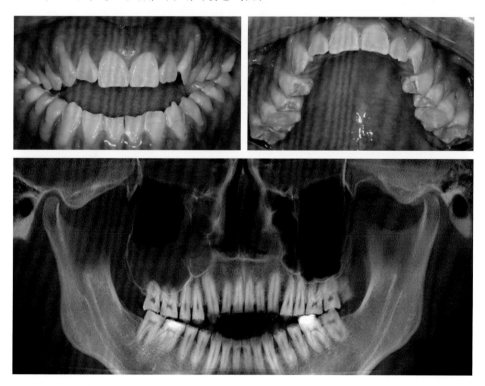

图 5.18 该患者所有的牙齿都出现了牙釉质生长发育不良，牙冠形态短小，缺少牙釉质而表现出颜色发黄。牙冠过短导致开𬌗、牙齿扁平、上颌牙弓狭窄

其他的医源性因素可能导致类似外观。

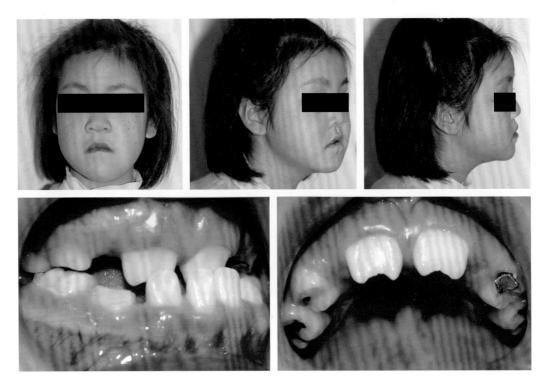

图 5.19　哈钦森牙患者。该患者除哈钦森牙的表现外，还有腭裂，面中份发育不足，上牙弓狭窄，缺牙等症状

第6章　上下牙列横向不调的诊断和治疗

上下牙弓横向宽度不调常会导致后牙段覆盖不足甚至反𬌗。图中病例的CBCT冠状面断层可以见到磨牙在牙槽基骨中的颊舌向角度不佳，上下磨牙的牙尖相互撞击，咬合力并非沿着牙体长轴方向传导（图6.1）。

过陡的横𬌗曲线（Wilson曲线），会大大增加下颌在侧向运动时发生工作侧及非工作侧（平衡侧）咬合干扰的概率（图6.2）。有研究表明无论是在最大牙尖交错位发生接触时，还是在下颌功能运动时发生咬合干扰，均会伴随有咀嚼肌所产生的咬合力显著增大；而消除掉这种咬合干扰后，异常的咬合肌力将显著下降。当上下牙弓横向宽度存在骨性不调，而单纯通过牙性的过度颊舌向倾斜代偿来掩饰这种骨性不调时，会大大增加上下牙列牙龈退缩的风险（图6.3）。

因为常常存在上磨牙的过度代偿性颊倾和下磨牙的过度代偿性舌倾，很多上下牙弓宽度不调的患者并没有表现出明显的后牙段反𬌗，所以正畸医生在诊断中很容易忽略横向不调的问题。

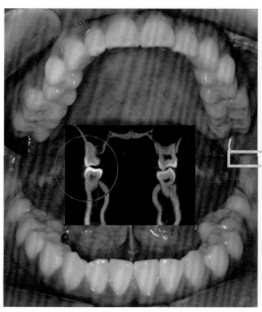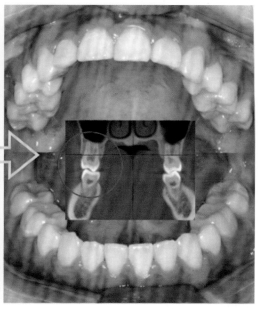

图6.1　左侧照片为患者治疗前，其下颌磨牙过度舌倾，上下磨牙颊舌向为尖对尖关系，咬合力未沿牙体长轴方向传导。右侧照片为患者治疗后，上下磨牙颊舌向尖窝关系正常，下磨牙长轴方向更加直立，牙根恰位于牙槽中央（蓝色圆圈）

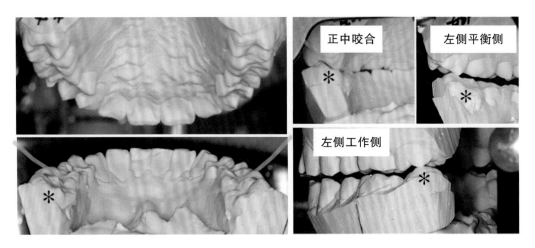

图6.2　下颌磨牙过于舌倾，横𬌗曲线过深（蓝色弧线）。在正中咬合时，左下第二磨牙的牙尖（黑色星号）与上颌磨牙的接触，并未沿牙体长轴分散咬合应力；这样过深的 wilson 曲线，也常常在下颌功能运动中导致工作侧和平衡侧的咬合干扰

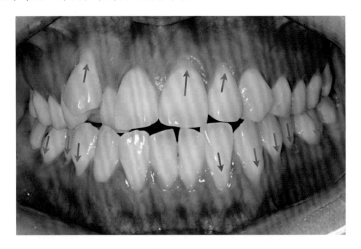

图6.3　上颌牙弓狭窄的反𬌗患者出现上下牙列前后多处牙位的牙龈退缩

通过 CBCT 冠状面上所显示的上下磨牙长轴角度很容易揭示出横向宽度不调的问题（图 6.4）。Andrews 提出使用 WALA 嵴来测量研究模型上的基骨横向宽度。在 CBCT 上也可以进行 WALA 嵴的测量，但是 WALA 嵴的影像可能受到发育中的牙胚、局部软硬组织厚度或牙槽骨局部吸收等因素的影响而产生变异。

当纠正了上下磨牙过度的颊舌向代偿性倾斜后，换言之，也就是对上下

磨牙的过度颊舌向倾斜进行直立后，就会暴露出上下磨牙横向不调的量。这个方法也可以帮助我们判断如果打算对患者进行快速扩展，其需要扩展的量为多少（图 6.5）。

一名 28 岁有横向宽度不调的患者，通过支抗钉辅助的快速扩弓成功地进行了矫治（图 6.6）。下面我们看看该患者术前术后模型上和 CBCT 上第一磨牙处的一些宽度指标的测量，分别包括牙冠𬌗面中央窝间距、牙颈部间距、

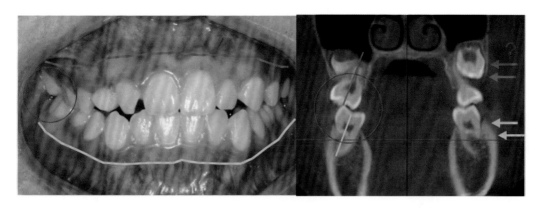

图 6.4　一名没有表现出后牙反𬌗的宽度不调患者。右侧的上下颌磨牙（红色圆圈）在临床检查中表现出正常的覆盖。但是上颌磨牙的牙长轴（通过牙冠中心和根分叉的粉红色直线）频倾，下颌磨牙的牙长轴（通过牙冠中心和根分叉的黄色直线）舌倾。左图用粉红色弧线代表上颌 WALA 嵴，用黄色弧线代表下颌 WALA 嵴。CBCT 断层显示由于发育中的牙胚的存在以及舌倾的下磨牙导致的下颌频侧牙槽骨轮廓吸收，上下颌左侧的 WALA 嵴很难准确判断应该在哪一个位置

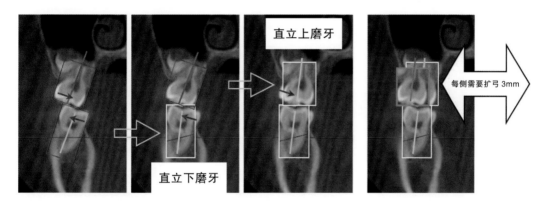

图 6.5　骨性扩弓量的计算方法。首先模拟频向直立下颌磨牙，然后模拟腭向直立上颌磨牙，此时上下磨牙为牙尖对牙尖的咬合关系。然后计算上磨牙拟实现与下磨牙建立良好频舌向尖窝交错关系所需要的频向整体移动量。因此，该患者需要快速腭扩展 6mm（每侧 3mm），尽管原始咬合关系看起来似乎后牙覆盖是正常的

WALA 嵴间距、根分叉间距。由此可见，上颌第一磨牙 WALA 嵴处宽度的改变没能有效反映出实际骨性扩宽的量（表 6.1）。中央窝间距、牙颈部间距等牙冠标志点测量指标反映出的更多是牙齿倾斜状态，而根分叉点间距的改变更多反映的是根分叉水平真实的骨性扩宽量。下颌磨牙标志点间距的改变反映出的是直丝弓矫治器作用后下磨牙频向直立的效果。

在应用 CBCT 进行宽度不调的诊断时，需要首先在断层上找到根分叉的部位，而不是 WALA 嵴这样一个变异较大的解剖结构（图 6.7）。每个人的上下颌骨宽度都不尽相同，颌骨本身是宽是窄的实际意义不大，真正有意义的是上下颌骨宽度之间的差异。作者的观察发现在骨性 I 类、牙性 I 类、前后牙覆盖正常的患者当中，横向宽度正常值有一个范围（图 6.8）。

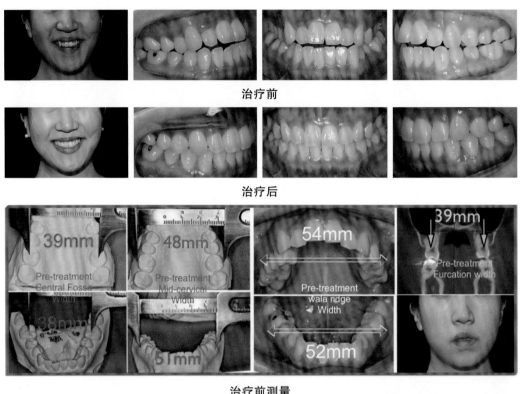

治疗前

治疗后

治疗前测量

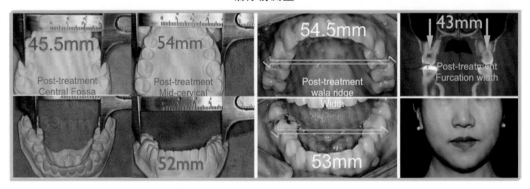

治疗后测量

图6.6　一名成年患者横向宽度不调，使用支抗钉辅助进行快速扩弓。对模型和CBCT上第一磨牙的四个宽度相关指标进行了测量。四个指标包括中央窝间距、牙颈部中点间距、WALA嵴间距、根分叉间距

表 6.1　该患者术前和术后的四项测量指标，分别包括中央窝间距、牙颈部间距、WALA 嵴间距、根分叉间距

		中央窝间距	牙颈部间距	WALA 嵴间距	根分叉间距
上颌第一磨牙	治疗前	39mm	48mm	54mm	39mm
	治疗后	45.5mm	54mm	54.5mm	43mm
	差值	6.5mm	6mm	0.5mm	4mm
下颌第一磨牙	治疗前	38mm	51mm	52mm	42.5mm
	治疗后	39mm	52mm	53mm	44mm
	差值	1mm	1mm	1mm	1.5mm

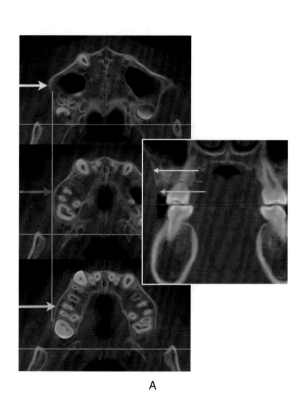

A

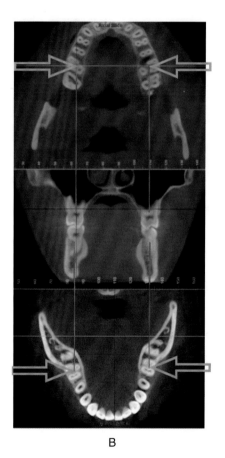

B

图6.7　A.展示了WALA嵴测量的变异程度。CBCT水平面上三种定点(黄色、红色、蓝色)的不同，测量的三个结果截然不同。B.更合适的方法是通过滑动鼠标在 CBCT 轴面上寻找牙根分叉出现的一瞬间作为根分叉点

上颌第一磨牙根分叉间距等于或略微大于下颌第一磨牙根分叉间距。上颌第二磨牙根分叉间距略微小于下颌第二磨牙根分叉间距。

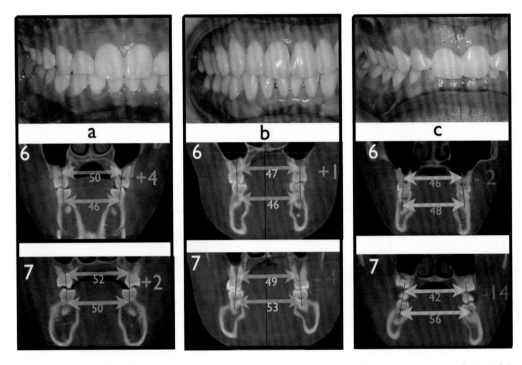

图 6.8 三名不同患者的上下颌第一磨牙、第二磨牙根分叉间距（在 CBCT 的冠状面进行测量）。患者 a 在第一磨牙及第二磨牙水平，其上牙弓均比下牙弓更宽。患者 b 骨性 I 类、牙性 I 类，第一磨牙根分叉间距上下相同，第二磨牙根分叉间距则下颌大于上颌。患者 c 是一个低角患者，下颌第一磨牙根分叉宽度大于上颌第一磨牙根分叉宽度，在第二磨牙处此问题更甚

第7章 错殆畸形的外因

本章主要讨论导致错殆畸形的外源性因素。所谓的外源性因素包括饮食、代谢障碍、不良习惯、舌位、呼吸阻塞、夜磨牙、姿势不良和外伤等因素。外源性因素不但在患者的生长发育期对错殆畸形的发展构成影响，同时也在正畸后的保持期发挥重要作用。因此，如果忽略了功能性评估，即便取得了看似良好的治疗结果，也将会很容易发生错殆畸形的复发。

功能性评估包括：

- 咬合
- 呼吸
- 吞咽
- 语音
- 习惯

咬 合

咬合应该通过石膏模型上殆架进行检查，而不是在口内让患者咬住而直接作出判断。上殆架检查咬合的重要性在第 4 章有详细的论述。

呼 吸

正常的呼吸模式是通过鼻进行的，而不是通过口腔。我们通过鼻腔吸入空气时，口腔应在无须任何努力的情况下同时取得封闭。此时，舌和硬腭之间存在负压。舌体上抬接触硬腭，对呼吸施加正反馈的刺激。

鼻部气道的解剖结构对呼吸系统行使功能至关重要。它可以将吸入的空气加热至体温，并加湿至 100% 的相对湿度。它除了发挥嗅觉功能，还能起到局部免疫的作用，并过滤空气。儿童可能由于伤风感冒或者过敏反应等原因而堵塞鼻腔，导致被迫张口呼吸。对口呼吸患者，舌体下压以创造空气进出口腔的通道（图 7.1），这就导致了两个结果：

1.腭部受到颊肌为主的面部表情肌施加的方向向内的力量，限制了横向发育。临床可见到上腭狭窄、腭穹窿高拱、上前牙拥挤前突。

2.下压的舌体导致下颌骨生长向后下旋转，面轴打开、面下 1/3 高度增加。该类患者下颌休息位的大张口也会促进上述下颌骨顺时针生长型的更多表达。

诸如腺样体肥大、腭扁桃体肥大、过敏性鼻炎、鼻中隔偏曲、鼻甲肥大形成的鼻腔狭窄等原因，都可能导致上呼吸道受阻，从而发生口呼吸。

对呼吸的检查包括以下六个方面：

- 病史
- 呼吸评估
- 面部结构

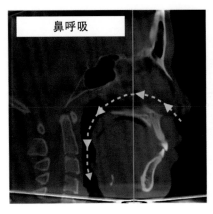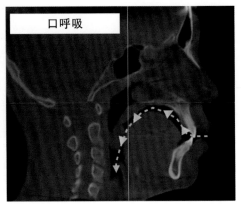

图 7.1　鼻呼吸与口呼吸。当空气从鼻腔流动，舌体轻接触腭顶，头位直立；而当空气从口腔流动，舌体与腭顶无接触，头位前倾

- 口腔检查
- 姿势检查
- 影像学检查和头颅侧位片分析

一般我们可以通过查阅患者的病案记录来发现口呼吸的原因。但是呼吸困难如果是渐进地产生的，那么患者可能意识不到这个问题，也就不会找医生进行过诊断。而正畸医生应该是所有口腔医生中最关注呼吸问题的医生，应该主动去发现这个问题。

呼吸评估：最简单的方法是放一块玻片或口镜在患者的鼻孔旁边，观察是否有凝结的水汽（图 7.2）。也可以通

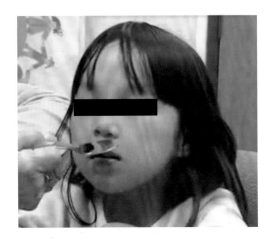

图 7.2　口镜检测

过使用肺活量计来定量测量鼻腔气流。

鼻窦的重要性不能被低估。头颅有四对窦腔（图 7.3），它们协助过滤和加湿通过鼻腔吸入的空气，移除不必要的颗粒。急性的窦腔感染会转变为慢性感染，使得窦腔充满液体和肿胀组织，从而影响正常的加湿功能，使得患者需要通过间歇性的口呼吸来获得潮湿空气。

口呼吸患者面部特征：口呼吸患者常表现出开唇露齿或唇肌张力不足、上唇较短、切牙外露、下唇外翻、面部肌肉无力、面下 1/3 增高、颏部后缩（图 7.4）。长期的低血氧饱和度导致面容看起来不健康，眼睛下方有黑眼圈（腺样体面容）。

有部分口呼吸患者并不存在鼻腔呼吸道的阻碍性因素，他们既可以用鼻呼吸，也可以用口呼吸，只是因为觉得用口呼吸更加舒服而选择了口呼吸。这类患者的口呼吸面容特征就相对没那么典型（图 7.5~ 图 7.7）。

口腔检查：上颌发育不足的患者经常伴有后牙反𬌗，上切牙拥挤或伴前

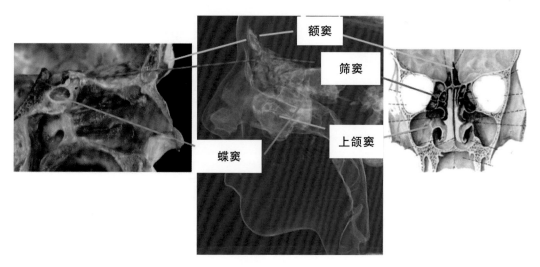

图 7.3　开口于鼻腔的四对鼻窦：筛窦（ethmoidal sinus）位于双眼之间；额窦（frontal sinus）位于眼睛上方（更靠近额部区域）；上颌窦（maxillary sinus）位于鼻孔两侧（颊部区域）；蝶窦（sphenoidal sinus）位于眼睛后部颅骨深处

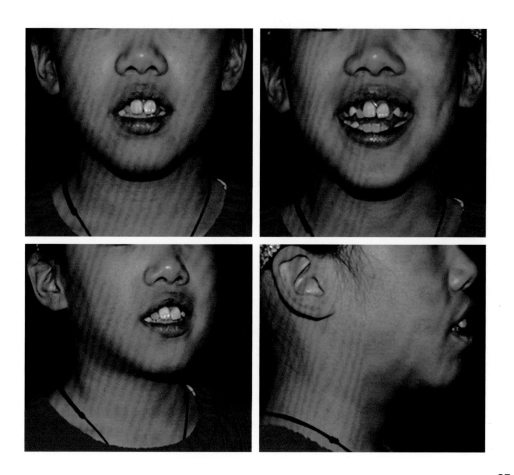

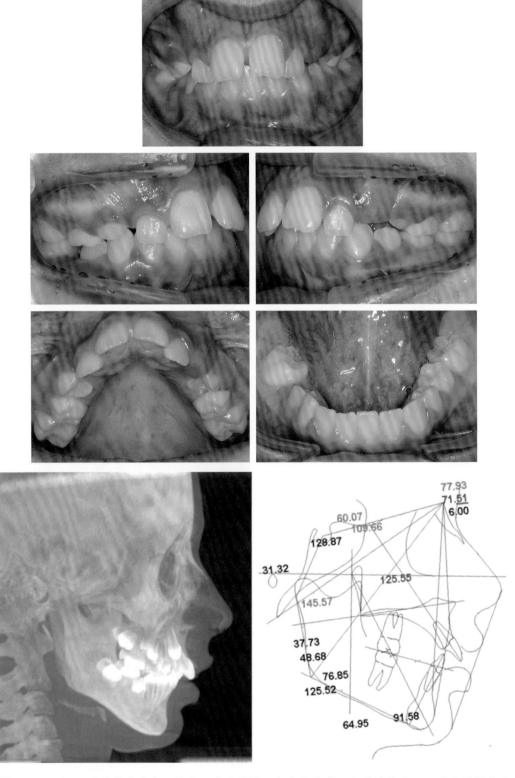

图 7.4　一名 11 岁的 II 类患者，伴有口呼吸习惯，上牙弓狭窄，上牙槽前突。口呼吸习惯导致了牙龈炎症。左下图是该患者的头颅侧位片，右下图是对应的 Ricketts-Jarabak 分析

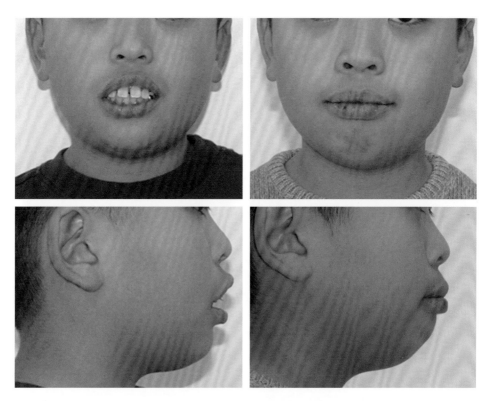

图 7.5　一名上牙前突、开唇露齿的 I 类面型患者，他显然伴有口呼吸习惯

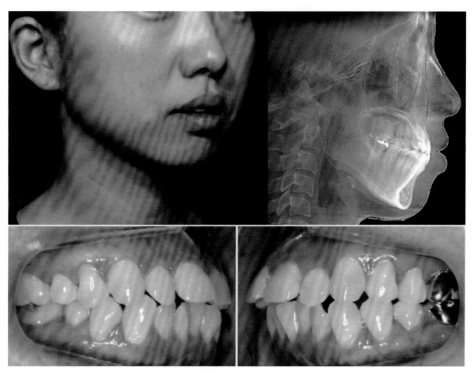

图 7.6　一名 III 类牙列关系的患者，无明显的宽度不调，患者自述有口呼吸习惯

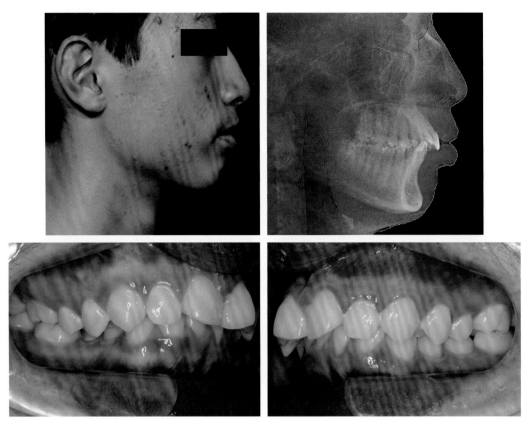

图 7.7 一名Ⅱ类深覆殆患者，无开唇露齿表现，很难想象该患者也伴有口呼吸习惯

突，开殆倾向，上牙弓呈三角形，由于口呼吸导致的局部干燥从而牙龈增生伴有出血倾向（图 7.8）。

吞咽时舌位于上下切牙之间是由于舌位低以及口腔结构变形所致。

姿势检查：每一个患者都应该检查身体姿势，它和咬合功能不调的发病机理密切相关（图 7.9~ 图 7.12）。

口呼吸患者影像学和头影测量分析

口呼吸患者在传统二维的头颅侧位片上常表现为长面型（图 7.13）。顺时针的开张生长型和较弱的肌力，使得长面型人群比短面型人群更容易出现错殆畸形。与此同时，长面型患者若伴有口呼吸的问题，将会进一步加重错殆畸形的发生。

Ricketts 报道了一批由于手术引起的上气道完全阻塞的口呼吸患者，在后继生长过程中面轴打开了 6°。

通过对头颅侧位片的鼻咽部气的道测量可以大致了解上气道的阻塞状况。尽管 CBCT 的测量相较 2D 头颅侧位片而言包含更多的信息量，但是气道某些指标的测量结果在很大程度上受到拍摄时的头姿势位和肌肉活动状况等多种因素的影响（图 7.14）。

口呼吸患者的诊断和治疗需要多学科的团队合作，因为这类患者的错殆畸形常伴有气道的慢性感染、哮喘、过敏、心肺功能紊乱、免疫系统问题、颅面生长问题、上颌骨形态改变甚至全身

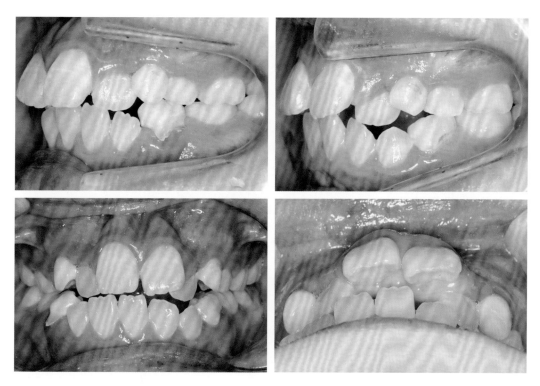

图 7.8　一例典型的口呼吸患者的口内照片，可以看到广泛的边缘性龈炎，上牙弓狭窄，覆𬌗不足

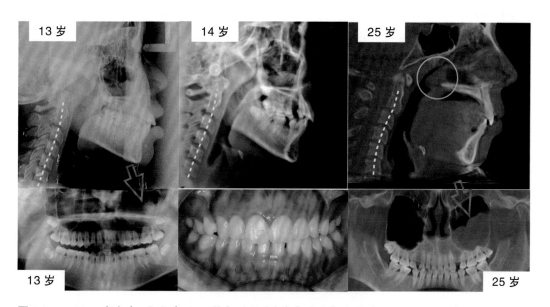

图 7.9　一例 13 岁患者，Ⅰ类骨型，颈椎相对较直（黄色虚线），全景片显示左侧上颌窦模糊影像（粉红色箭头）。12 年后，这名患者 25 岁了，Ⅱ类骨型，颈椎出现"反曲线"，全景片上左侧上颌窦的 2/3 都充满了阻射影像。过度生长的窦腔黏膜溢出窦腔并伸向了鼻咽部（蓝色圆圈），被称为上颌窦后鼻孔息肉。息肉阻塞了气道，使得患者无法通过鼻子进行呼吸和闻嗅。由于这个阻塞不是突然之间产生的，而是非常缓慢地发展而来，使得她忽略了自身的异常变化。尽管从 13 岁到 25 岁一直伴有口呼吸，但是该患者还是维持了正常的覆𬌗、覆盖

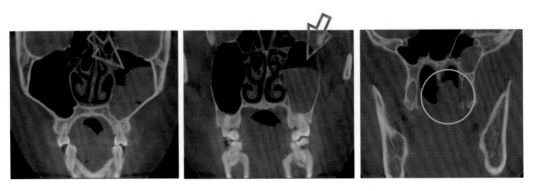

图 7.10 该患者的 CBCT 冠状面断层显示由于慢性鼻窦炎，左侧上颌窦充满了增生的软组织（粉红色箭头），以至于产生了上颌窦后鼻孔息肉（蓝色圆圈）

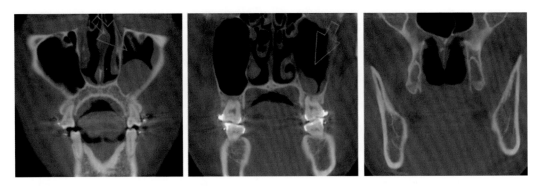

图 7.11 通过内镜手术摘除了窦腔软组织息肉后，窦腔内模糊影像消失，息肉影像也消失了

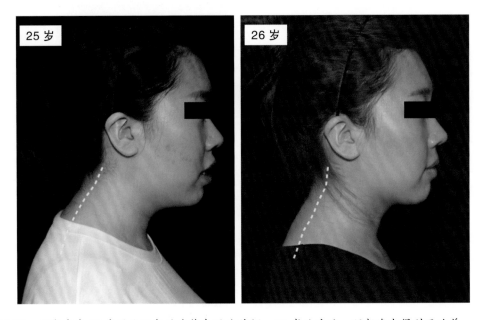

图 7.12 该患者在 25 岁时头颈部的姿势表现为前倾。26 岁治疗后，颈部姿态得到了改善

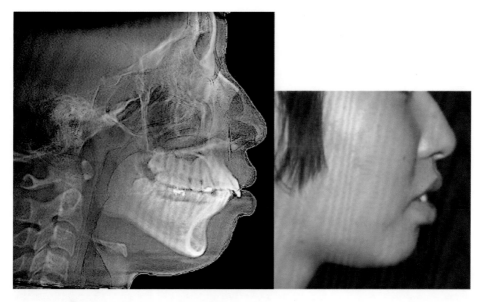

图 7.13　典型的口呼吸患者表现为下颌后缩或小下颌

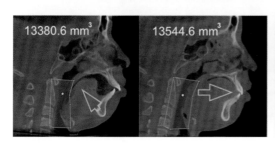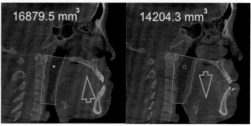

图 7.14　同一个患者摆放出不同的舌位，可以测得不同的气道容积

姿态问题。而正畸医生，相对于其他专业医生，更能在儿童发育的早期甚至错殆畸形的萌芽阶段就能发现这些问题的线索。这种就诊时间的优势也使得正畸医生需要承担更多的职责和使命，在临床工作中发现和意识到这些问题的相关性（图 7.15）。

对伴有呼吸道问题的错殆畸形患者进行全面详细的检查记录更加有利于成功应对处理该问题。

可能的治疗手段有：

– 扁桃体切除术或腺样体切除术；

– 针对过敏性鼻炎、哮喘进行的药物治疗。

– 针对窦腔感染的治疗（图 7.16）；

– 针对牙源性感染灶的治疗（图 7.17）；

– 语音治疗，进行发音再教育，呼吸训练，新的神经肌肉反馈系统的建立；

– 矫形 – 正畸治疗，腭部扩弓以增加鼻腔宽度，纠正影响唇封闭的前突。

吞　咽

吞咽是将食团和唾液从口腔输送到胃部的过程。它分为两个主要阶段：

a）口腔阶段，或称自主阶段。

b）咽部阶段，或称非自主阶段、反射阶段。

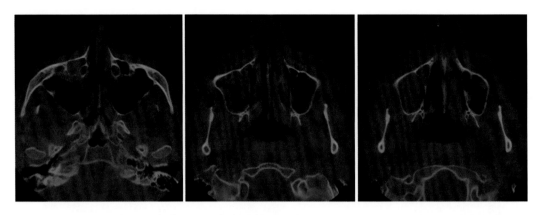

图 7.15 右侧上颌窦疑似感染。不同高度的断层上进行左右侧对比，可见炎性物质占据窦腔的情况

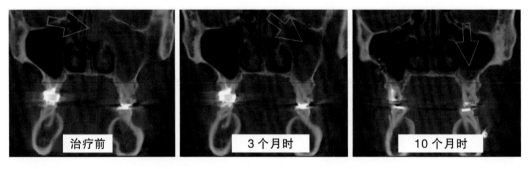

治疗前 3个月时 10个月时

图 7.16 CT检查发现慢性的窦腔感染波及鼻部气道（红色箭头）。该患者被发现后，立即转诊到耳鼻喉科进行治疗。治疗3个月和10个月时的CT断层显示上颌窦的模糊影像面积显著缩小了

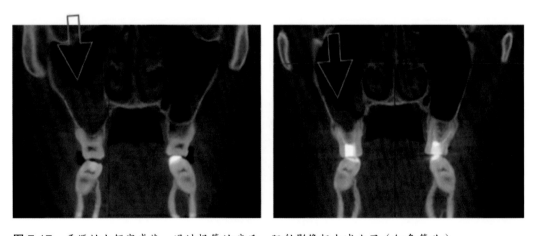

图 7.17 牙源性上颌窦感染。通过根管治疗后，阻射影像极大减小了（红色箭头）

口腔阶段特征包括：

• 呼吸暂停；

• 唇封闭；

• 口周肌肉松弛；

• 咬肌、颞肌收缩，上下牙齿咬合；

• 舌尖顶住切牙后方的腭顶，从前到后蠕动，直至舌根；

• 软腭上抬；

• 舌骨上抬。

当食团经过软腭的前部时，咽部阶段就开始了，通过蠕动冲推进食团和唾液到食管（图 7.18）。

上述吞咽过程描述的是成年人的吞咽，或称为"成熟"的吞咽模式。而婴儿的吞咽模式则从出生一直持续到大约 2 岁时。

婴儿吞咽过程如下：

• 上下颌骨打开；

• 舌体置于上下颌之间，吞咽运动受到唇和舌之间的感受交换而引导。

婴儿吞咽模式是逐步过渡到成人吞咽模式的。引起这种过渡的因素包括牙齿的萌出、舌体积占据口腔容积比例的减小（其他口腔面部器官生长速度超过舌体所致）、神经肌肉系统的成熟以及饮食从流体到固体的转变。

吞咽模式的过渡从 8 个月时开始直到大约 16 个月时成熟吞咽模式始具雏形。

非典型吞咽模式

如果初出生时的吞咽模式一直持续下去而没有过渡到成熟的吞咽模式的话，栖息于上下切牙之间的舌体将导致前牙开𬌗、前突，以及由于咬肌、颞肌功能被口周肌肉所取代而导致吞咽肌肉功能障碍。这一切都是源自获取口腔前部封闭状态的需要（图 7.19）。

非进食状态下的吞咽（干式吞咽）每天被重复 800~1000 次，可以产生足够强大的力量改建牙和牙槽结构甚至面部骨骼。当切牙变得越来越前突、前牙逐步出现开𬌗时，为了弥补口腔前部越来越无法封闭的状态，口周肌肉的代偿活动变得越来越活跃。

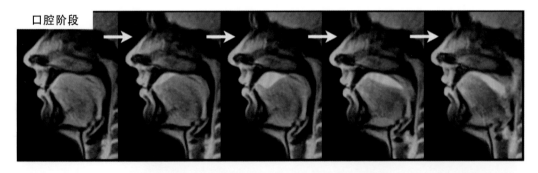

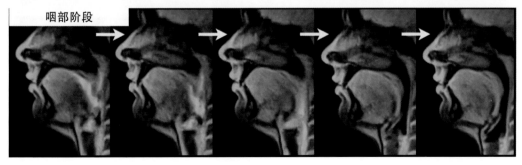

图 7.18　吞咽过程分为口腔阶段（自主阶段）和咽部阶段（非自主阶段）。CT 断层显示上下唇闭合，舌尖顶住硬腭向后推挤白色影像的食团

通过临床检查很容易发现患者是否为婴儿吞咽模式，只需要让患者保持嘴唇张开并吞咽，然后观察舌是否处于上下前牙之间。

该类患者还长期伴有前牙开𬌗（图7.20），开𬌗区域长且对称，偶尔还波

及到尖牙区域。

语　音

语音功能的行使需要多个器官的参与和配合。喉负责发出声音；胸腔、气管、咽腔、软腭、硬腭以及下颌形成

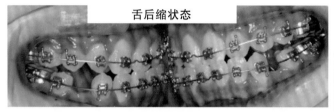
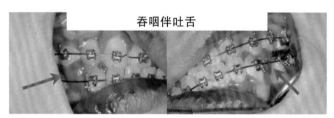
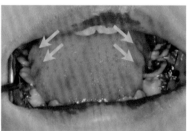

图7.19　常规照相时，不容易发现吐舌习惯。牵拉患者的嘴唇（移除唇封闭）并嘱患者吞咽，就容易在照片上看到红色箭头所示的吐舌现象。舌侧缘的牙印提示患者吞咽时为了获得后牙段的封闭而将舌放置于上下牙之间，这会导致后牙开𬌗

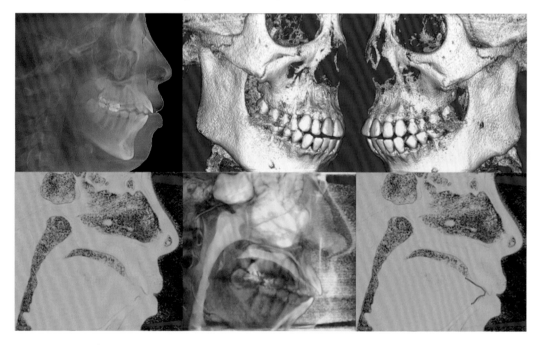

图7.20　该患者前牙开𬌗，吞咽时不得不吐舌以维持口腔封闭。即便在息止状态下，舌尖（红色实线所示）仍位于上下切牙之间

谐振空腔。其他参与语音的器官属于声音调节器官：舌很灵活，会根据所需要发出的声音而改变位置；唇、颊、牙弓（尤其是前牙）也参与声音调节。

临床检查应该包括语音分析以排除功能和器质性不调。语音能力的迟缓需要多学科团队协作进行。异常的发音与发音器官或结构的异常相关。一些辅音，例如 F（唇齿摩擦音）或 S（齿龈摩擦音）需要涉及的相关结构能够行使正常功能才行。然而，即便相关结构之间的关系出现了一点点问题，也并不一定会导致发音的异常。唇和舌具有一定的代偿能力，能够克服一些错𬌗畸形的影响，发出正常的语音。

习　惯

吐舌吞咽、咬舌吞咽、咬颊、咬拇指或安抚奶嘴、口呼吸等等口腔不良习惯都可能会直接导致患者未来需要矫形或正畸治疗的介入。口腔不良习惯通过影响牙槽突的正常发育，刺激特定结构的生长量或改变其生长方向，可能引起以下问题：

- 牙齿前突
- 牙槽前突
- 前牙开𬌗、后牙开𬌗
- 前牙反𬌗、后牙反𬌗
- 阻碍牙齿萌出
- 颊舌向旋转

不良习惯所致改变的程度取决于不良习惯对患者生物型作用的持续时间、强度和频率。临床检查可以很容易发现二者之间的因果关联程度。对大多数病例而言，只需要了解一下病史和观察一下对应的口腔内改变，就可以辨别了。但对于有一些病例而言，则需要进行鉴别诊断，包括进行头影测量分析、模型分析等。不良习惯所导致的改变往往只局限于牙槽区域。而对于开𬌗患者而言就有必要进行鉴别诊断，通过头影测量来区分是否伴有颅颌面的结构改变，从而鉴别病因是否不良习惯所导致。

舌姿势不良

面下 1/3 高度增大的患者开𬌗提示骨性因素，不过有时候也可能是由于不良习惯因素造成的（图 7.21）。机械地矫治开𬌗并不能彻底解决问题。反而是如果导致功能性开𬌗的因素被去除后，开𬌗可能会自行消失（图 7.22）。

吮指习惯

吮指习惯在低龄儿童中很普遍，一般伴有情绪上的烦躁，比如弟弟妹妹的出生、家庭问题、入学等等

和安抚奶嘴相类似，它和儿童吮吸所带来的快感密切相关。

不同患者吮指习惯的程度和频繁程度各不相同。最常被吮吸的手指是拇指，对硬腭前部的按压导致前牙开𬌗、上牙槽前突、下切牙后缩，有时伴有这些牙齿的扭转（图 7.23）。

有的儿童将拇指放入口中后仅仅轻吮吸，而有的儿童则比较用力，以至于拇指指腹出现硬茧。

在前面这个案例中，还可能会出现单侧或双侧反𬌗，这是由于产生吮吸所需的口腔真空环境需要口周肌肉的收缩，从而横向挤压了发育中的上颌骨。

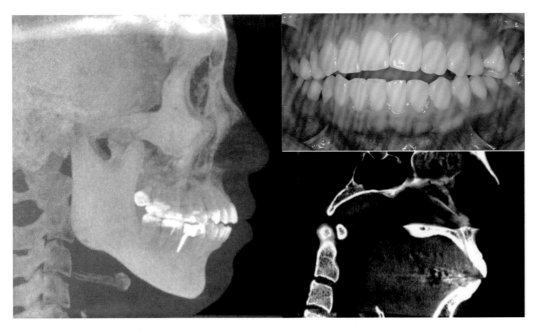

图 7.21　双颌前突伴前牙开𬌗的患者。下颌骨轻度后缩。CBCT 断层上可见，舌尖位于上下前牙之间

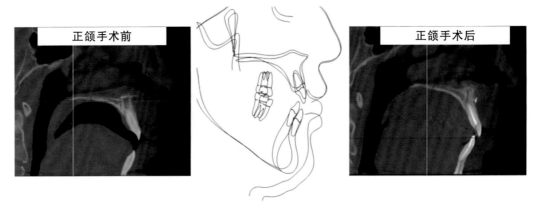

图 7.22　该患者开𬌗的原因之一是面下 1/3 垂直高度过大。在联合外科手段纠正了垂直向不调，获得了正常的覆𬌗、覆盖之后，舌位回归了正常

持续的口呼吸

一小部分患者的口呼吸习惯会一直持续到成年，而大多数则会在成年过程中逐渐消失，待到刚刚成年或完全成年后就很难被诊断出口呼吸习惯。

息止状态下，正常的舌位应该是舌尖以及部分的舌背轻轻接触腭顶。呼吸的气流只经过鼻腔，嘴唇轻轻闭合，上下牙分开无接触。在"干式吞咽"时，上下唇接触，舌背从尖部到咽部方向依次顶住腭顶。

而持续的口呼吸，使得舌体位于口腔底部而不是腭顶部（图 7.24~图 7.25）。

大多数患者并没有意识到自己的口呼吸习惯，即便有意识到，往往也没有意识主动告知正畸医生。因此，正畸医生需要询问病史，或者通过嘱患者闭唇 5~10s 来进行测试。开裂的嘴唇，尤其是开裂的下唇，往往能够揭示患者的口呼吸习惯。口呼吸使得嘴唇干燥，患者通过舌舔使嘴唇湿润，如此反复最终使得嘴唇开裂。常规的照相检查很难发现患者的吐舌习惯。可以通过拉开口角并嘱患者吞咽从而观察（图 7.26）。

患者也许嘴唇可以闭合，偶尔还能通过鼻呼吸，面型也不是那么高角长脸，甚至可以被归为 I 类的范畴（图 7.27）。也不一定表现为前牙开殆，也许是后牙开殆（图 7.28）。

正畸医生如果没有注意到这些的话，正畸结束后的复发将成为大概率事件。5~11 岁相对容易纠正不良习惯。但对于成年患者，通过患者充分配合以及有利的习惯训练方案，不良习惯也是有可能得到纠正的（图 7.29）。

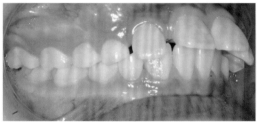

吮指习惯

纠正不良习惯

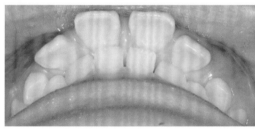
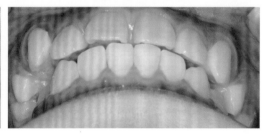

图 7.23 吮指习惯导致上前牙扇形展开并出现间隙，下前牙伸长并接触腭侧牙龈。纠正了吮指习惯并加强了唇部封闭训练后，前牙的覆殆、覆盖关系得到自行纠正

正常舌位

低舌位

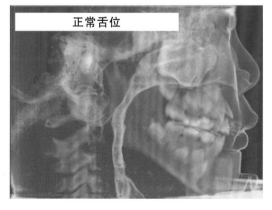
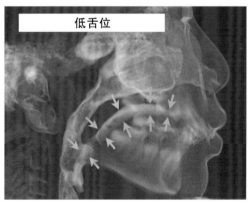

图 7.24 左图为舌位正常的患者，舌体和硬腭之间没有空隙；右图是低舌位的患者，舌体与硬腭之间流通空气的间隙（黄色箭头）比较明显

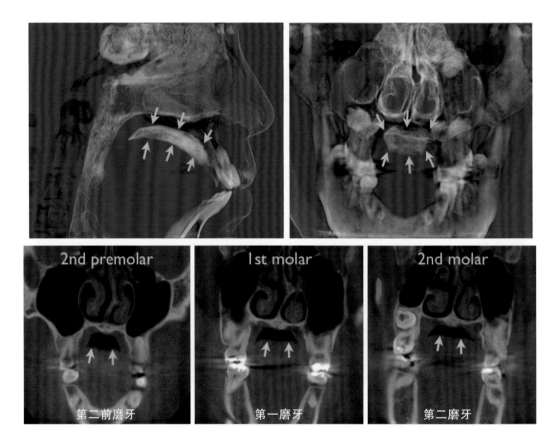

图 7.25　在 CBCT 矢状面断层和冠状面断层上可见低舌位引起的舌背和硬腭顶部之间的空气间隙（黄色箭头）。可以在不同牙位所处的冠状面断层上分别测量不同的空气间隙

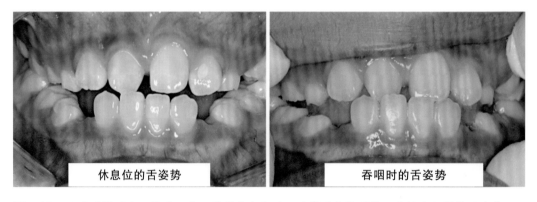

图 7.26　吐舌习惯测试。拉开口角，并嘱患者吞咽，观察舌体是否被从牙间隙之间挤压出来

咬唇习惯

有咬唇习惯的患者最显著的特征是过大的覆盖。下唇位于上下切牙之间，使得覆盖越来越大，下切牙舌倾或下颌前段牙槽后缩。

唇部形态的变形和高度紧张的颏肌张力有关。

咬颊习惯

颊部软组织置于上下后牙之间，导致后牙开𬌗。

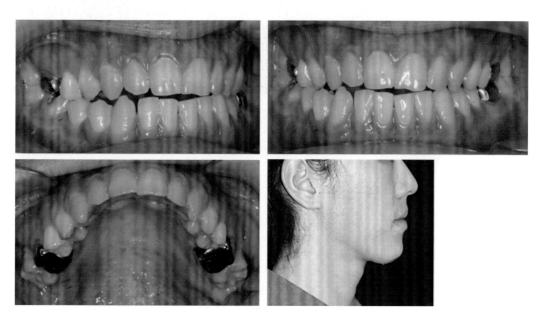

图 7.27　不对称开𬌗。患者从右侧第一前磨牙到左侧中切牙开𬌗。上颌狭窄，后牙覆盖不足，侧面形和牙列关系呈Ⅲ类

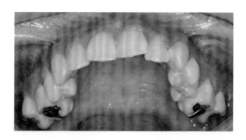

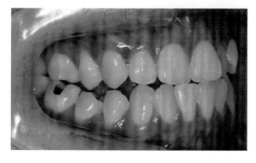
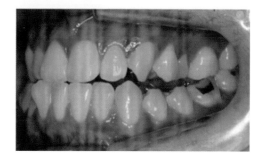

图 7.28　后牙段开𬌗。上颌前磨牙区域狭窄。患者需要把舌体置于双侧上下前磨牙之间来实现吞咽时所需的口腔封闭

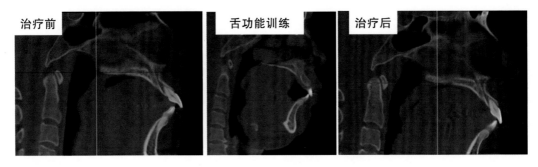

治疗前　　　　　　　舌功能训练　　　　　　治疗后

图 7.29　患者进行有效的舌习惯纠正训练，术前术后的 CBCT 断层显示舌位获得了很大的改善

长期使用安抚奶嘴

安抚奶嘴使用的合理性视年龄而定。长期使用将会导致类似于吮指习惯的后果。一旦及时纠正了，往往都能自然恢复。

参考文献

[1] McDonald Dean Ralph E, David R Avery, Jeffrey A. Dentistry for the child and adolescent St Louis Mo: Mosby, 2004: 164–168, 190–194, 474.

[2] EF Johnson MG. Heritability of craniometric & occlusal variables: A longitudinal sib analysis. AJO-DO, 1991, 99:258–68

[3] Gorlin RJ, Cohen MM, Hennekam RCM. "Chapter 24: Syndromes with unusual facies: well–known syndromes". Syndromes of the head and neck. 4th ed. New York: Oxford University Press, 2001: 977–1038

[4] Hansen PR. Orthodontic management of the patient undergoing mandibular distraction soteogenesis. Seminar in Orthodontics, 2015, 21

[5] Havens B, Wadhwa S, Nanda R. Orthodontics in the year 2047: genetically driven tretment plans. JCO, 2007, XLI(9):549–56

[6] Hunt Jeremy A, Hobar P Craig. Common Craniofacial Anomalies: Facial Clefts and Encephaloceles. Plastic and Reconstructive Surgery, 2003, 112 (2): 606–616

[7] Lauweryn I, Carels C, Vilietinck R. The use of twins in dentofacial genetic research, 1993, 103:33–38

[8] Pieter J Slootweg. Dental pathology: a practical introductionSpringer Science & Business Media, 2007, 19

[9] Posnick JC et al. Treacher Collins syndrome: current evaluation, treatment, and future directions. Cleft Palate Craniofac J, 2000, 55: 1120–1133

[10] Regezi Joseph A, Sciubba James J, Jordan Richard C K. Oral Pathology: Clinical Pathologic Correlations. 5th ed. St Louis, Missouri: Saunders Elsevier, 2008: 353–354.

[11] Slater BJ, Lenton KA, Kwan MD, et al. Cranial sutures: a brief review. Plast. Reconstr Surg, 2008, 121 (4): 170e–8e.

[12] Watkins SE, Meyer RE, Strauss RP, et al. Classification, epidemiology, and genetics of orofacial clefts. Clinics in plastic surgery, 2014, 41 (2): 149–63.

[13] Wysocki J Philip Sapp, Lewis R Eversole, George P. Contemporary oral and maxillofacial pathology. 2nd ed. St Louis: Mosby, 2002: 39–40.

第8章　下颌稳定性咬合板

稳定性咬合板是覆盖全牙列，并模拟了交互保护咬合关系的塑料活动咬合板。它的后牙咬合接触部位坚硬且平坦，前牙部位具有引导斜坡。（图8.1~图8.6）根据功能殆理念制作出来的咬合板能够即刻改变患者的颅下颌关系，并通过天然牙列与咬合板之间的接触，提供一个临时的、理想的咬合给患者。

除非患者戴用一段时间稳定性咬合板，并借此获得下颌舒适且稳定的位置，否则很难准确判断颅－下颌关系不调的真正严重程度。这是因为很多时候，会因为关节、肌肉、牙体、牙周组织的疼痛、炎性反应或其他因素，导致机体形成下颌运动中相关神经肌肉的规避模式，导致下颌离开正中关系位。咬合板可以去除患者习惯咬合中程式化的

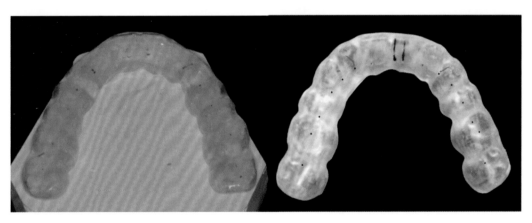

图8.1　下颌稳定性咬合板。通过殆架上的模型制作而成，透明塑料板覆盖所有上颌牙齿，并调磨出平衡正中咬合的止点，以及下颌运动时的引导线。然后将咬合板戴到患者口腔并进一步调磨

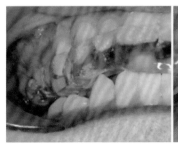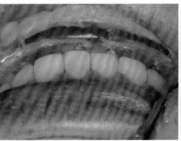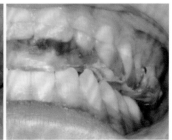

图8.2　咬合板就位于上牙列。调磨后需要首先确保所有的下牙都在咬合板的平面上有均匀接触点

103

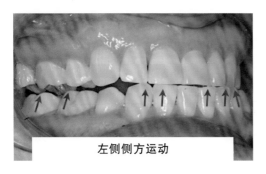

左侧侧方运动

图 8.3　患者在没戴咬合板时的下颌功能运动。左侧侧方运动时，前牙、后牙均接触（红色箭头），这也被称为左侧工作运动时的非工作侧（即右侧）咬合干扰。由于左侧尖牙的牙尖形态太平，无法在下颌左侧运动时有效分离其他上下牙

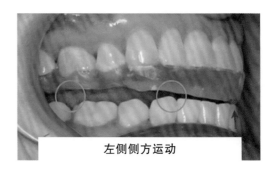

左侧侧方运动

图 8.4　该患者上牙列戴了稳定性咬合板后。同样进行左侧侧方运动时，下尖牙（红色箭头）接触咬合板，前牙和非工作侧后牙都不再有接触（蓝色圆圈），即左侧侧方运动中，未出现咬合干扰

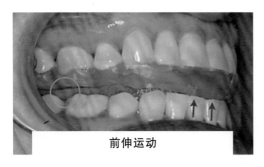

前伸运动

图 8.5　该患者上牙列戴了稳定性咬合板后。在前伸运动时，只有下颌前牙（红色箭头）接触咬合板，所有的其他牙齿都脱离了咬合接触（蓝色圆圈），即前伸运动过程中，未出现咬合干扰

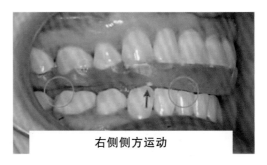

右侧侧方运动

图 8.6　该患者上牙列戴了稳定性咬合板后。在右侧侧方运动时，只有右侧下颌尖牙（红色箭头）有引导和接触咬合板，其余牙齿都脱离了咬合（蓝色圆圈），即右侧侧方运动中，未出现咬合干扰

规避模式，使得咬合肌肉放松。

　　下文中的情况可能会出现下颌偏离 CR 位：

- 颞下颌关节囊内紊乱；
- 肌肉痉挛；
- 偏斜不对称；
- 牙齿磨耗；
- 牙列缺损；
- 特定的骨性不调；
- 正畸复发。

稳定性咬合板的具体适应证和使用方法是一个比较复杂的话题，从正畸患者以及相关检查资料上来讲，如果患者的原始 CO-CR 不调在 MCD 上的读数很大，或者患者的关节断层片或 CBCT 片上显示出髁突相对于关节窝的位置出现明显异常，又或者在关节断层片或 CBCT 片上髁突表现出病理性变化，就大致符合咬合板戴用的适应证（图 8.7~8.10）。在通过稳定性咬合板暂时模拟出的交互保护的咬合情况下，如果患者的疼痛或症状得

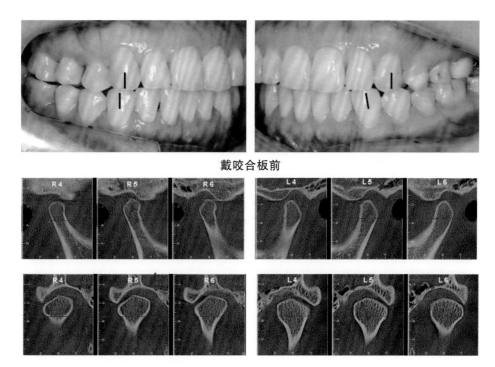

戴咬合板前

图 8.7　口内照片显示该患者右侧为Ⅱ类尖牙关系（黑色线段）。TMJ 的 CBCT 矢状向断层显示髁突前移位，导致关节后间隙（红色箭头处）变大。CBCT 冠状面断层显示髁突侧向移位，导致近中间隙加大（红色箭头处）

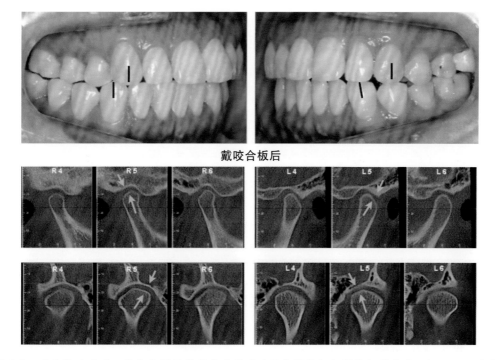

戴咬合板后

图 8.8　咬合板治疗后，患者右侧的Ⅱ类尖牙关系（黑色线段）变得更加严重了。但 CBCT 反映，颞下颌关节情况好转：矢状向断层显示髁突位置发生变化，关节后间隙减小并趋向正常（蓝色箭头处）。冠状向断层显示髁突向近中复位，近中间隙减小并趋向正常（蓝色箭头处）

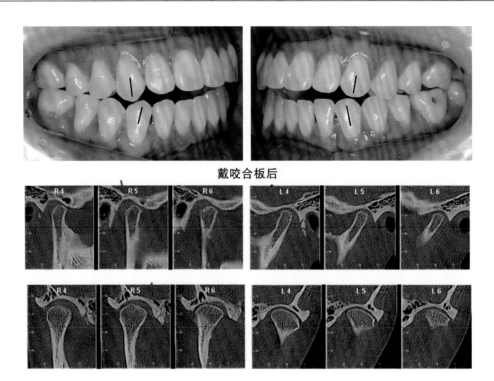

戴咬合板后

图 8.9 口内照片显示该患者为Ⅱ类尖牙关系（黑色线段）、前牙开𬌗。矢状向断层显示患者右侧髁突前移位，后间隙增大（红色箭头处）。冠状向断层显示右侧髁突还伴有侧向移位，近中间隙增大（红色箭头处）

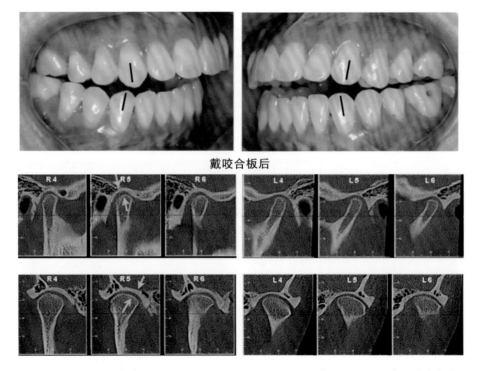

戴咬合板后

图 8.10 咬合板治疗后，患者的开𬌗加重，矢状向断层显示髁突复位，后间隙减小（蓝色箭头处）。冠状向断层显示髁突向近中复位，近中间隙变得正常（蓝色箭头处）

到缓解，这就意味着该患者的疼痛或者症状是由咬合因素所导致。然而，戴用咬合板后，患者的下颌位置也可能会产生不可逆的改变。因此，应在咬合板治疗前就规划好后续的可能相关治疗方案，并与患者做如充分的知情同意，否则就不应该不加区分地广泛使用咬合板。

咬合板治疗所能获得的诊断信息

– 患者的问题是否来自咬合，多大程度上来自于咬合？

– 下颌位置是否能够稳定下来？

–TMJ 是否会继续发生退行性变？

– 咬合位置发生变化后，或者髁突位置发生变化后，患者的症状是否能够缓解？

– 咀嚼肌是否放松？之前很难操控的下颌是否变得相对容易？

– 患者的肌肉疼痛或头疼是否得到了很大程度的缓解？

在戴用几个月的咬合板后，很多口颌系统的症状都能得到有效缓解，但髁突表面的器质性变，则需要更长时间的时间才有可能恢复（图 8.11~8.12）。但通常来讲，正畸前的咬合板治疗不宜过长。所以，非常重要的一点就是：何时停止咬合板的治疗？

确认下颌稳定与否的大致原则：

– 患者主观上舒适。

– 患者自我评估 75% 的之前症状得到有效缓解。

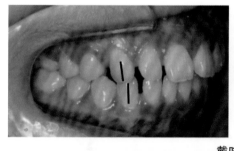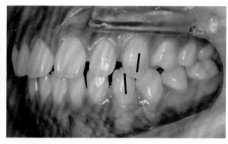

戴咬合板后

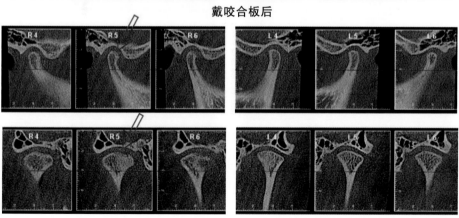

图 8.11　口内照显示该患者有着 I 类磨牙关系和前牙间隙。右侧髁突矢状向断层显示髁突近中斜面皮质骨表面形态不连续（红色箭头处）。冠状向断层显示髁突内侧皮质骨表面形态不规则（红色箭头处）

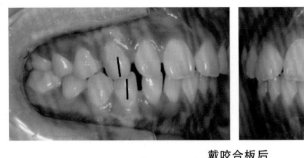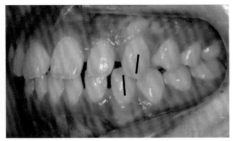

戴咬合板后

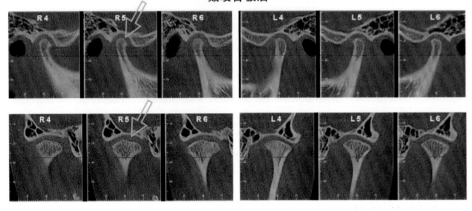

图 8.12　咬合板治疗后,患者口内的咬合关系变化很小。但颞下颌关节形态上,有较明显变化:右侧髁突矢状向断层显示髁突皮质骨表面光滑。冠状向断层显示近中皮质骨表面光滑(蓝色箭头),这是髁突从咬合板治疗前的吸收阶段开始愈合的表现

– 咬合板上的咬合点是稳定的。

– 下颌颌位放松,变得容易操控。

– 断层片或 CBCT 上见到的髁突位置变化。

一旦患者的下颌稳定了,就可以重新取 CR 咬合关系记录,并将模型上 胎架。这时就能对患者的咬合做出正确的诊断了。基于该正确的诊断,做出正确的治疗计划,并选用恰当的矫治力学机制。

第 9 章　头影测量

头颅定位测量技术应用于口腔正畸已经有一个世纪的历史了。在 X 线技术出现之前，人们就已经开始对头颅和躯干进行相关项目的直接测量。X 线技术出现后，Broadbent 于 1931 年 1 月，将用于直接测量的头颅固定装置改造成了 X 线头颅定位投照装置。从此之后，头影测量技术渐渐变成了常规的正畸诊断工具。在正畸治疗前利用对头影测量中的软硬组织分析，对异常的颌面部结构和发育趋势进行诊断，在治疗中可以进行相关分析和重叠用于评估治疗的进展，在治疗之后也可以用于确认治疗是否达到了预计目标。

关于头颅侧位片上测量结果的可靠性问题，尽管有些内容在科研层面上还有进一步商榷的空间，但已有足够的研究表明它在临床应用的层面是没有问题的。头影测量的常见缺点之一，是它源于非平行的 X 线投射到一个三维的头颅上，然后成像于一个二维的平面，这种非平行的 X 线常常会放大头颅的影子，这称之为放大率畸变。而与此同时，头颅某些部位留下的影像放大率比较小，而某些部位的放大率又比较大，简单而言，这种在同一片子上不同部位放大率不一致的现象就称之为扭曲畸变。这放大率畸变和扭曲畸变发生复杂

相互作用的结果，导致头影测量的结果与真实情况之间或多或少存在差距，尽管随着技术的进步这样的差距在临床应用的角度几乎可以忽略不计。例如头影测量片上所得到的左右侧下颌骨的长度会不相同，因为通常左侧下颌骨距离胶片更近，其发生的扭曲畸变的程度就会较小，而右侧下颌骨距离胶片更远，其发生扭曲畸变的程度就会较大。但这样的微小差异，在绝大多数的临床应用种，几乎可以被忽略。

随着 CBCT 在口腔科的普及（图 9.1），正畸医生可以通过 CBCT 的三维数据去生成二维影像，包括有头颅侧

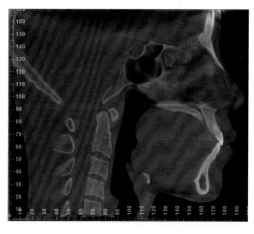

图 9.1　视野高度为 170mm 的 CBCT 可以在垂直高度覆盖从眉心点到额部的范围，这完全能够满足正畸的日常需求。通过 CBCT 的三维数据，并结合其断层片，可以进行精确的容积测量和线距测量

位片、头颅正位片、全景片（图9.2）。相对于过去直接拍摄的二维影像，来自CBCT所生成的二维影像可以做到完全1∶1的对应，因此更加精确、可靠。同时如果出于与之前传统二维颅侧位片对比或重叠的需要，在由CBCT三维数据生成二维影像的过程中，可以模拟出传统投照带来的扭曲畸变和放大畸变（图9.3）。

自然头位因为可重复性高而成为分析牙颌面形态的标准头颅定位，在拍照和X线影像时皆可采用。在1958年C. F. A. Moorrees和M. R Kean提出了自然头位的概念。在CBCT影像上，医生可以自由调节头部的倾斜度，然后生成所需的头颅侧位片，而不再像传统的二维头影测量片那样对拍摄时的头位要求那么高。也有例外，那就是进行气道分析的时候，因为头位会影响气道的形态和容积，虚拟调整出来的头位始终不能真实反映自然头位下的气道状态。

手工描图定点和计算机数字化头影测量之间有多大的差异？传统的头侧片与CBCT生成的二维头侧片有多大区别？很多研究显示，尽管由CBCT生成的二维头侧片的方法可重复性最高，但这所有的方法都具有很好的科研信度和效度。因此从临床应用角度而言，传统头影测量片和CBCT生成的二维影像，在长度和尺寸方面没有显著的不同。

头颅侧位片的描绘和定点

手工描图是将胶片放置于光箱上，覆盖一层半透明的描图纸，用铅笔描绘出所需解剖结构。计算机定点则是通过计算机点出各个解剖标志点所在的XY轴坐标位置，如果是三维分析还需要引入Z轴。

硬组织标志点和参照结构见图9.4；软组织标志点和参照平面见图9.5。

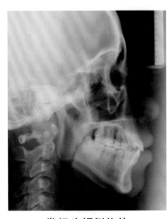

常规头颅侧位片

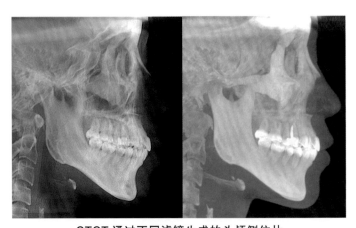

CTCT通过不同滤镜生成的头颅侧位片

图9.2　常规的头影测量片容易受到患者头位的影响，且软硬组织的对比度欠佳。而通过CBCT生成的头影测量片，可以先校正患者头位后再生成二维头影测量片。通过不同的滤镜算法，可以清晰地分辨不同的组织（右图影像所反映出的ANS点和软组织A点就比左图要清晰）

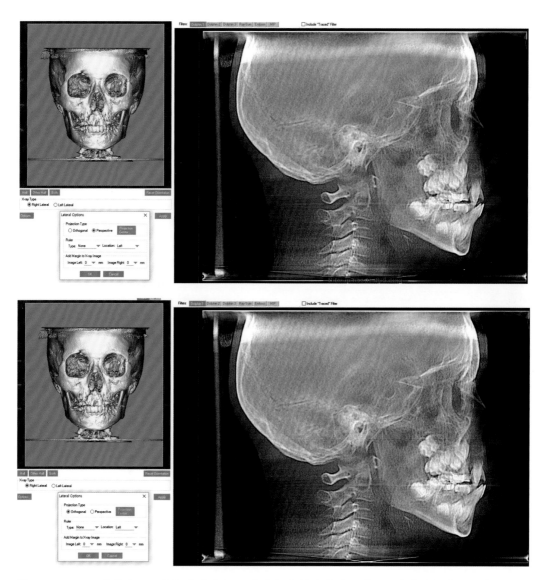

图 9.3 CBCT 的软件可以模拟出非平行 X 光束投射所产生的效果，以生成更加接近于传统头影测量的二维片，以适用于和传统的头影测量片进行重叠和对比。如果不需要与传统头侧片进行对比的话，可以设置成平行 X 线投射，以使放大率畸变最小化

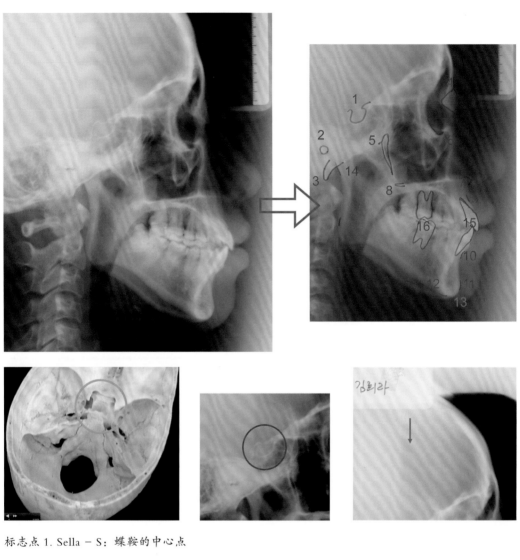

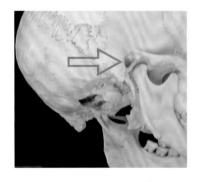

标志点 1. Sella – S：蝶鞍的中心点

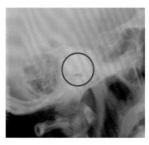

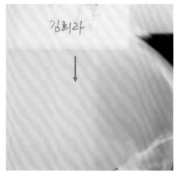

标志点 2. Porion – Po：外耳道的最上点

图 9.4　头颅侧位片上的 16 个标志点

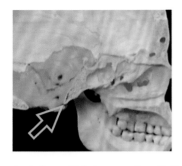
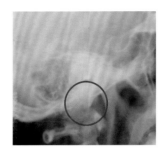
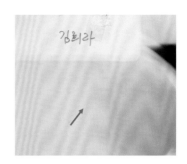

标志点 3. 颅底点 – Ba 点：枕骨的最下点

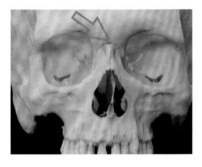
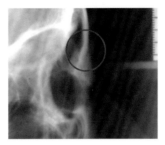
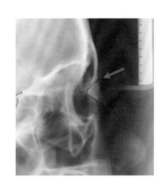

标志点 4. 鼻根点 – N 点：鼻额缝最前点

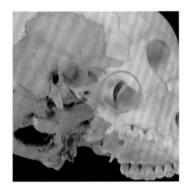
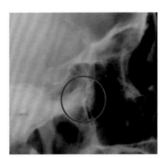
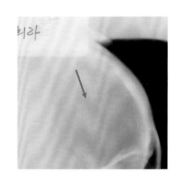

标志点 5. 翼上颌裂点 – Pt 点：翼上颌裂边缘的 11 点方向

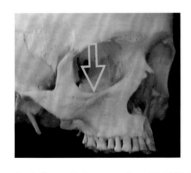
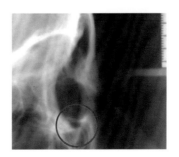
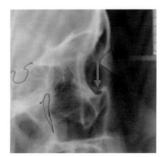

标志点 6. 眶点 – Or 点：眼眶轮廓的最下缘点

图 9.4（续）

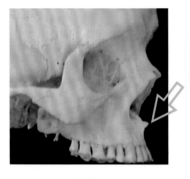 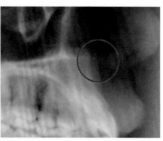 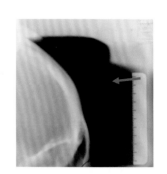

标志点 7. 前鼻脊点－ANS点：前鼻脊的尖端

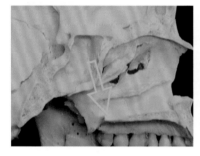 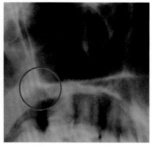 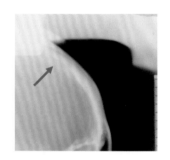

标志点 8. 后鼻脊点－PNS点：后鼻脊的尖端

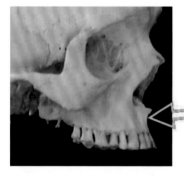 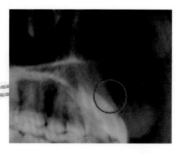 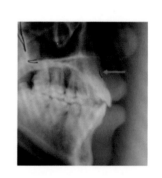

标志点 9. 上齿槽座点－A点：ANS点和上牙槽之间弧线的最凹点

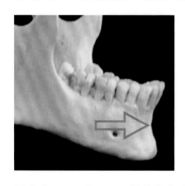 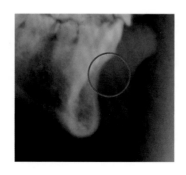 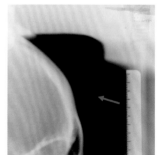

标志点 10. B点－B：颏前点和下牙槽峭之间弧线的最凹点

图 9.4（续）

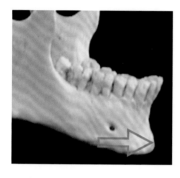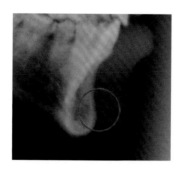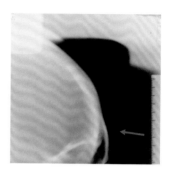

颏前点 11. Pogonion − Pg 点：颏部的最前点

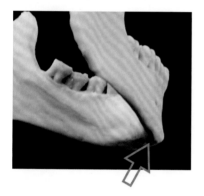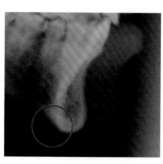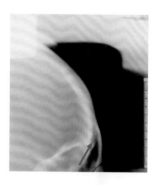

颏下点 12. Menton − Me 点：颏联合的最下点

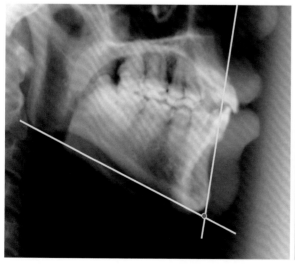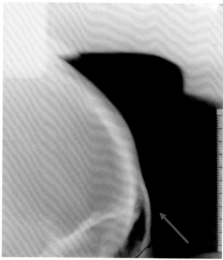

颏顶点 13. Gnathion − Gn 点：下颌平面和面平面交角的角平分线所构建出来的点

图 9.4（续）

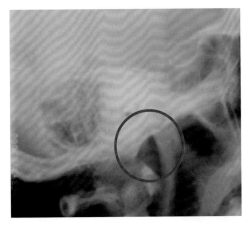
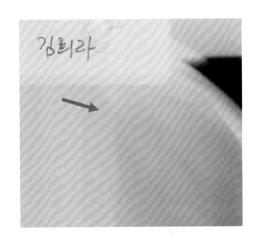

标志点 14. 矢节点 – Ar 点：颅底和髁突后缘交汇点

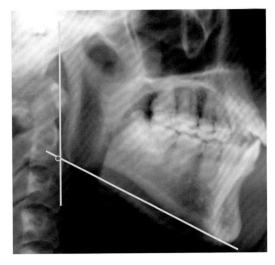
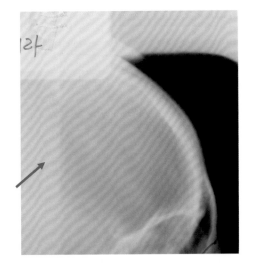

标志点 15. 下颌角点 – Go 点：下颌平面和下颌升支连线相交，所构建的点

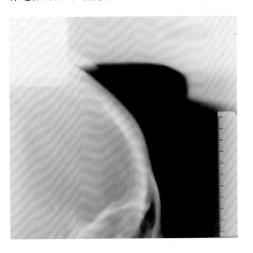
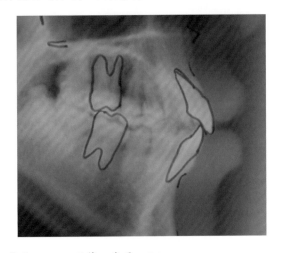

标志点 16. 上切牙 – U1，下切牙 – L1，上第一磨牙 – U6，下第一磨牙 – L6

图 9.4（续）

头颅后前位片（正位片）的描绘和定点

头颅侧位片的大多数标志点位于面部结构的正中，因此不易受到头位的影响。然而，头颅后前位片的标志点除了较易受到头位影响外，还常常不易区分、边缘不清晰、结构不稳定，同时因为它们属于双侧结构而容易发生扭曲变形，所以不适合用于不同时间点描绘图的重叠（图 9.6）。但若使用 CBCT 数据，则可以事先调整患者的头位，然后再执行生成二维的头颅后前位片。

当骨性结构、牙性结构的横向位置关系良好且对称时，就比较容易获得良好而协调的面部发育。因此正畸治疗

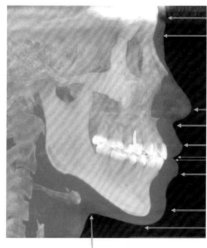

眉心点：G
软组织鼻根点：N'

软组织鼻前点：Pn'
软组织鼻下点：Sn'
上唇点：Ls
口裂点：Sts，Sti
下唇点：Li

软组织颏前点：Po'
软组织颏下点：Me'

C 点

图 9.5　头颅侧位片描绘软组织标志点

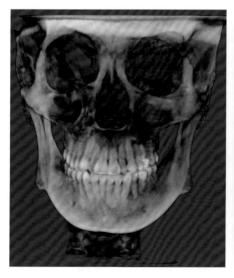
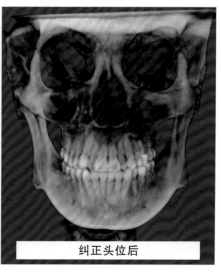

纠正头位后

图 9.6　头位纠正前后对比

前对患者面部对称情况进行相应诊断就十分重要。而头颅后前位片主要是用于评价面部的对称性问题。同时从横向来看，上牙列宽度应该有足够的宽度，以与患者的其他面部形态结构相一致。而咬合平面应该与真性水平面相平行，无倾斜，下颌颏部尽可能居中。

从患者自身的审美来看，患者观察自己，往往首先看到的是自己的正面。所以，从美学来讲，正面检查诊断的优先级应该最高。同时面部的协调性和微笑评估不应该只通过二维的静态的照片评估，而是最好通过三维影像、照片以及临床动态资料来进行观察。

头颅后前位片的标志点和参照平面（图9.7）

1. 颧弓（ZA）：一侧颧弓根的中点
2. Z点（Z）：颧额裂
3. 鸡冠点（CG）：鸡冠的最上点
4. 鼻腔的侧壁点：NC
5. 颧突点（J）：颧突和上颌结节轮廓的交点。
6. 下颌角切迹点（AG）：下颌角结节的最下缘点
7. 颏下点（ME）：颏联合的最下点
8. A点（A）：上颌骨曲线的最深点，位于ANS和牙槽之间
9. 上磨牙点（U6）：上颌第一磨牙的颊尖
10. 下颌磨牙（L6）：下颌第一磨牙的颊尖
11. 下颌尖牙牙尖点：L3
12. 上颌中切牙点：U1
13. 下颌中切牙点：L1

Ricketts头颅后前位片分析

测量和解读

1. 横向磨牙关系（左侧和右侧）

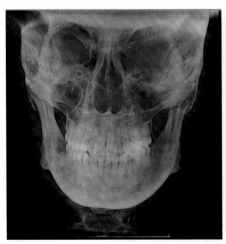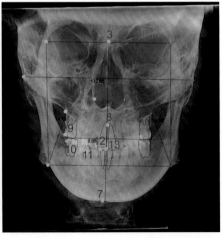

图9.7　头位纠正前后的2D影像对比。右侧是纠正头位后的头颅后前位片，进行了1~13的标志点定点

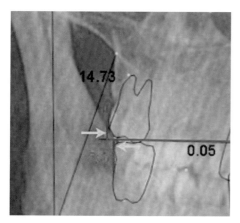

头颅正位片上的磨牙关系是上下颌第一磨牙颊面分别在咬合平面上投影之间的距离。

正常值：上颌磨牙更靠颊侧 1.5mm。

标准差：±1.5 mm。

分析：该指标反映的是磨牙在横向的位置关系。测量值偏低或为负数可能意味着该侧存在横向上磨牙尖对尖关系或者反𬌗关系。超过 3mm 意味着存在正锁𬌗的可能。

2. 磨牙间距

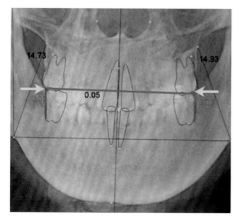

左右两侧下颌第一磨牙颊面在咬合平面上投影的距离

正常值：男孩 55mm，女孩 54mm。

标准差：±2mm。

解读：反映了第一磨牙处的牙弓宽度。

3. 尖牙间宽度

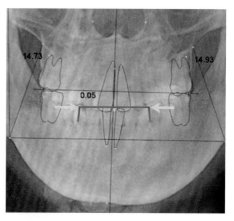

双侧下颌尖牙牙尖在咬合平面的投影的间距。

正常值：7 岁时为 22.7mm（未萌牙），以后每年增宽 0.8mm 直到 13 岁，此后一直到成年均为 27.5mm。

标准差：7 岁时为 ±3.2 mm，以后每年减小 0.2mm。

解读：用于对下牙弓进行间隙问题的早期诊断。

4. 牙列中线

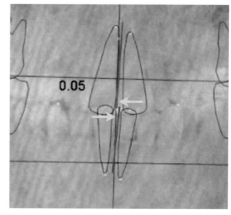

上牙列中线和下牙列中线之间的间距。

正常值：0mm。

标准差：±1.5mm。

解读：描述上下牙列中线的一致

程度。

5. 左右上下颌宽度

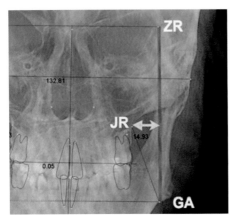

上颌（J 点）到面前部平面（ZR –GA / ZL –AG）的距离。

正常值：8.5 岁时为 10mm。

标准差：± 1.5 mm。

解读：反映上颌骨的横向宽度发育，有利于对后牙反𬌗的鉴别诊断。

6. 下颌中线

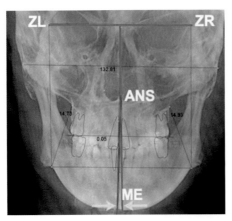

正中矢状平面和 ANS-Me 平面之间的夹角。

正常值：0°。

标准差：± 2°。

解读：反映下颌骨中线相对于正中矢状平面的偏斜程度。若有偏离可能是功能性原因导致的，也有可能是骨性

原因导致的。

7. 磨牙到上下颌骨间距（分左右）

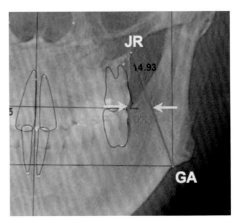

下颌第一磨牙颊面到上下颌前部平面的距离（JL–AG/JR–GA）。

正常值：男孩 8.5 岁时是 6.3mm。

标准差：± 1.7 mm。

解读：该值增大提示下颌需要扩宽。

8. 牙中线到上下颌中线

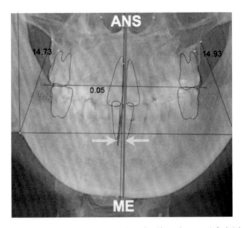

下颌中切牙之间中线到上下颌骨中线的距离。

正常值：0 mm。

标准差：± 1.5 mm。

解读：反映下牙中线和上下颌骨中线的关系。增大提示下颌中线的偏斜可能来自牙性因素。

9. 咬合平面偏斜程度

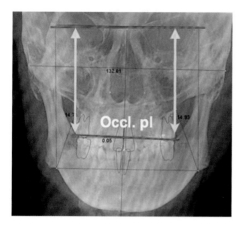

左右上颌第一磨牙颊面到 ZL-ZR 平面的距离差。

正常值：0mm。

标准差：±2 mm。

解读：超出标准差提示咬合平面偏斜应该引起重视，因为偏斜的原因可能来自于骨性不对称或 TMJ 问题。

10. 后部对称性

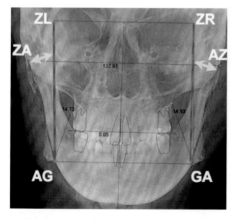

ZL-AG-ZA 角和 ZR-GA-AZ 角之差。

正常值：0°。

标准差：±2°。

解读：用于诊断对称性。拍摄时，如果头位发生轻微的扭转，就会严重导致参考标志的扭曲变形。

11. 鼻宽度

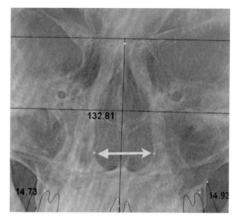

鼻腔的最大宽度。

正常值：8 岁时 25mm，每年增大0.7mm。

标准差：±2 mm。

解读：用于进行气道分析。有时候口呼吸是由于鼻腔狭窄或者上颌骨横向发育不足所致。

12. 鼻高度

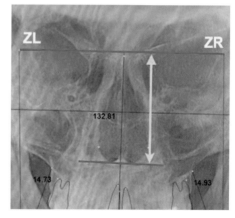

ANS 到 ZL-ZR 平面的距离

正常值：9 岁时 44.5mm，此后每年增大 1mm。

标准差：±3 mm。

解读：和鼻宽度一样，用于描述鼻腔状况。

13. 上颌宽度

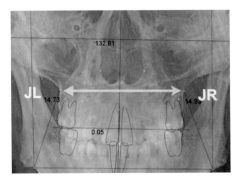

J 点之间的距离。

正常值：9 岁时 62mm，每年增加 0.6mm。

标准差：±3mm。

解读：反映上颌骨横向发育的宽度状况，评估上颌骨宽度判断骨性扩弓时参考。

14. 下颌宽度

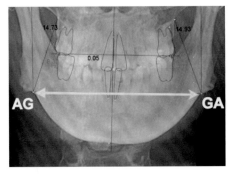

AG 点和 GA 点的间距。

正常值：9 岁时 76mm，每年增加 1.4mm。

标准差：±3 mm。

解读：用于研究下颌形态。

15. 面部宽度

ZA 点和 AZ 点的距离。

正常值：9 岁时 116mm，每年增加 2.4mm。

标准差：±3 mm。

解读：用于描述面部形态。

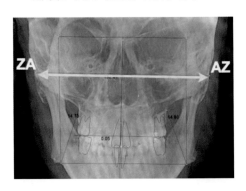

Grummons 头颅后前位片分析法

测量项目和解读

该分析以两种形式描述：系统的正面对称性分析以及总体的正面对称性分析。该分析包括不同的组成部分，包括水平面、下颌形态、体积比较、上下颌骨对称性对比、线性不对称评估、上下颌关系及正面垂直比例（图 9.8）。

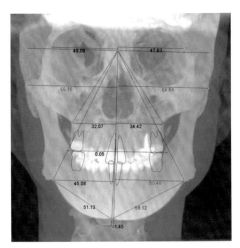

图 9.8　总体的正面对称性分析只包括水平面的创建、下颌形态分析及面部上下颌不对称性。该分析法提供了一个比较实用的方法用以分析患者面部的对称性，它着重关注了可能影响治疗计划的重要牙性和骨性因素

参考文献

[1] Adams GL, Gansky SA, Miller AJ, et al. Comparison between traditional 2-dimensional cephalometry and a 3-dimensional approach on human dry skulls. Am J Orthod Dentofacial Orthop, 2004,126:397-409.

[2] Gribel BF Gribel MN, Frazão DC, et al. Accuracy and reliability of craniometric measurements on lateral cephalometry and 3D measurements on CBCT scans. Angle Orthod, 2011, 81:26-35.

[3] Grummons D, Rickettts RM. Frontal cephalometrics: practical applicatoons, part 2. World J Orthod, 2004, 5(2):99-119.

[4] Hsiao TH, Chang HP, Liu KM. A method of magnification correction for posteroanterior radiographic cephalometry. Angle Orthod, 1997, 67:137-142.

[5] Navarro RL, Oltramari-Navarro PV, Fernandes TM, et al. Comparison of manual, digital and lateral CBCT cephalometric analyses. J Appl Oral Sci, 2013, 21(2):167-176.

[6] Ricketts R M. The Value of Cephalometrics and Computerized Technology, Angle Orthodontics, 42: 179-199.

[7] Rousset MM, Simonek F, Dubus JP. A method for correction of radiographic errors in serial three-dimensional cephalometry. Dentomaxillofac Radiol, 2003, 32:50-59.

[8] Van Vlijmen LJC. A comparison between 2D and 3D cephalometry on CBCT scans of human skulls. IJOMS, 2009, 39(2): 156-160.

第 10 章 Ricketts 侧位头影测量分析

在目标引导的正畸治疗的诊断体系中，Ricketts 分析法是一个很重要的组成部分。通过 Ricketts 分析法的描绘和测量，不仅可以帮助我们大致分析牙面部的某些总体结构特征，更重要的是可以帮助我们了解牙颌面部的不同组成部分的各自特点，以及这些不同组成部分在不同方向上的大致生长情况，并依此作为基础，进行治疗前的矫治方案制定和相应治疗后疗效的模拟，并通过确定不同的可视化的方案目标（Visualized Treatment Objectives，VTO）的最终抉择，来指导正畸治疗中的不同牙位的牙移动方向和移动量，以达到目标引导的

正畸治疗中八个方面的个性化目标。

Ricketts 分析法的定点

Ricketts 是一位正畸学历史上的传奇大师，他从 20 世纪五六十年代开始的约半个世纪内进行了大量正畸临床相关的解剖学、放射学、材料学等研究，他也是最早将计算机应用于头影测量工作的先驱。Ricketts 医生在创建他的分析法时不仅参照了许多真实的解剖结构，尤其是三叉神经的走向，也同时融入了许多与牙颌面相关的几何学考量。因此，在 Ricketts 分析法（图 10.1）中

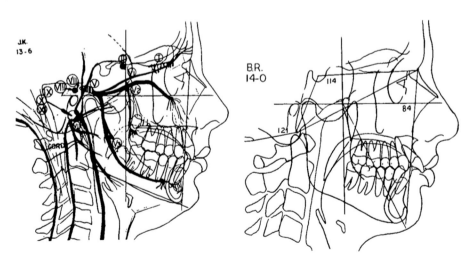

图 10.1 Ricketts 分析法与脑神经出颅后分布示意图
引自 Ricketts RM，The Value of Cephalometrics and Computerized Technology. Angle orthodontists，1972，42:179-199.

的标志点可以分为两类：一类是与解剖结构相对应的标志点，称为解剖性标志点；另一类为不同平面或线段相交得到的交点，称为构建性标志点。

颅底解剖性标志点（图 10.2）

· 鼻根点（Na）：鼻额缝的最前点。

· 颅底点（Ba）：枕骨的最下最后点，位于枕骨大孔前缘嵴的最下最前点。

· 耳点（Po）：外耳道最上点。

· 眶点（Or）：骨性眼眶外缘最下点。

· 翼点（Pt）：翼上颌裂后壁和上壁的交汇点，大致对应颅底圆孔所在的位置。

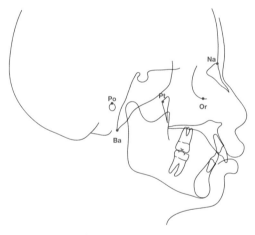

图 10.2　颅底解剖性标志点

颅底构建性标志点

· 面部中心点（CF）（图 10.3）：Frankfort 平面（Po–Or）与翼上颌裂后缘切线（PTV 平面）的交点，CF 点位于 Frankfort 平面上。

· 颅部中心点（CC）（图 10.4）：Ba–Na 平面与 Pt–Gn（面轴）的交点，CC 点位于全颅底平面（Na–Ba 平面）上。

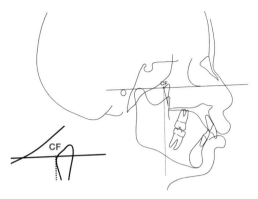

图 10.3　Ricketts 分析法颅底构建标志点：CF 点

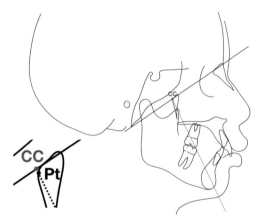

图 10.4　Ricketts 分析法颅底构建标志点：CC 点

上颌骨解剖性标志点

Ricketts 分析法中的上颌骨标志点全部为解剖标志点（图 10.5），它们分别是：

· 前鼻棘点（ANS）：前鼻棘的顶点。

· 后鼻棘点（PNS）：后鼻棘的顶点。

· 上齿槽座点（A 点）：前鼻棘点与上颌牙槽骨最下缘之间的骨性结构最凹点。

下颌骨解剖性标志点

Ricketts 分析法中的下颌骨解剖标志点（图 10.6）分别是：

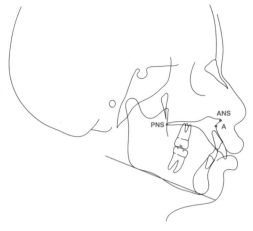

图 10.5　上颌解剖性标志点

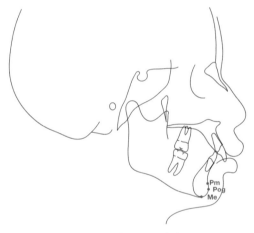

图 10.6　Ricketts 分析下颌颏部解剖性标志点

·颏上点（Pm）：颏联合前缘曲线由凹转为凸的转折点，通常位于 B 点与 Pog 点之间的某处，被认为是下颌牙槽骨之外的下颌体部基骨的标志点。

·颏前点（Pog）：下颌颏联合在矢状向上的最前点。

·颏下点（Me）：下颌颏联合在垂直向上的最下点。

下颌骨构建性标志点

·Xi 点（图 10.7 A、B、C）：为下颌升支的中心点，大致对应下颌升支下颌小舌所在的位置，根据以下步骤由

Frankfort 平面以及与其垂直的 PtV 平面所确定：

1. 作出 Frankfort 平面和 PtV 平面。

2. 分别标记 R1、R2、R3、R4 四个点（图 10.7 A）

R1：平行于 PtV 平面做下颌升支前缘的切线，其切点为 R1。

R2：通过 R1 点做 Frankfort 平面的平行线，该线与下颌升支后缘的交点即为 R2。

R3：平行于 Frankfort 平面做乙状切迹的切线，其切点为 R3。

R4：通过 R3 点做 Frankfort 平面的垂线，该线与下颌升支下缘的交点即为 R4。

3. 通过 R1、R2、R3、R4 四个点，分别做 Frankfort 的平行线和垂线，获得如图的矩形（图 10.7 B）。

4. 对角线交点即为 Xi 点（图 10.7 C）。

·DC 点（图 10.8）：Ba-Na 连线上髁突的中点。

·颏顶点（Gn）（图 10.8）：下颌骨下缘切线（下颌平面）与 Na-Pog 平面（面平面）的交点。

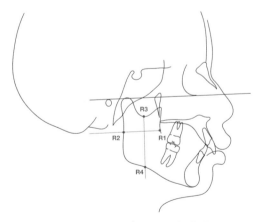

图 10.7A　Ricketts 分析之 Xi 点定点：R1、R2、R3 及 R4

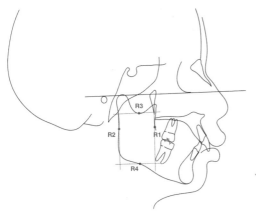

图 10.7B　Ricketts 分析之 Xi 点定点：R1，R2，R3 及 R4 的矩形

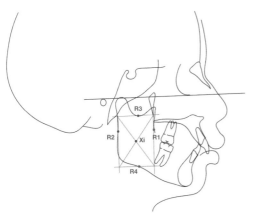

图 10.7C　Ricketts 分析法之 Xi 点

·下颌角点（Go）（图 10.8）：下颌平面与下颌升支后缘切线的交点。

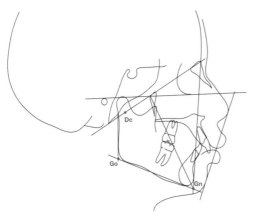

图 10.8　Ricketts 分析法之 Dc 点、Gn 点及 Go 点

牙性解剖标志点

（图 10.9）

·A1：上颌中切牙切点

·Ar：上颌中切牙根尖点

·B1：下颌中切牙切点

·Br：下颌中切牙根尖点

·A6：沿上颌第一磨牙远中面做𬌗平面的垂线，垂足即为 A6。

·B6：沿下颌第一磨牙远中面做𬌗平面的垂线，垂足即为 B6。

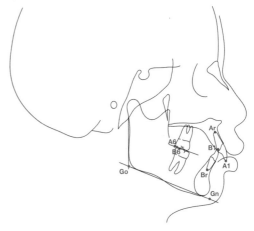

图 10.9　Ricketts 分析法之牙性解剖标志点

软组织标志点

（图 10.10）

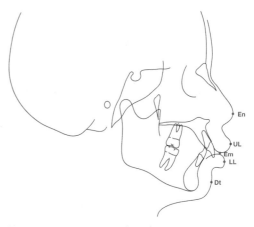

图 10.10　Ricketts 分析之软组织标志点

· En（鼻尖点）：鼻部软组织的最前点。

· Dt（软组织颏前点）：颏部软组织的最前点。

· UL（上唇突点）：上唇最前点。

· LL（下唇突点）：下唇最前点。

· Em（口裂点）：上下唇的接触点。

Ricketts 分析法中的参考平面

在以上定点及头侧片的描记后完成后，则需要绘制以下平面或者线轴。当然定点与平面的绘制工作有时是交互进行的，例如在定 Xi 前，需要先完成 Frankfort 平面与 PtV 平面的绘制，才能确定 Xi 点。因此在 Ricketts 分析法的绘制中，并不是先完成所有定点，才开始进行平面及轴线的绘制，所以不存在绝对意义上的先后顺序，而是有时会在顺序上有所交叉。

（1）画完解剖结构之后，画出功能𬌗平面（图 10.11）。该平面经过上下颌第一磨牙的远中接触点，并同时平分尖牙覆𬌗。当尖牙缺失时，功能𬌗平面通过前磨牙的牙尖交错处来确定。若患者处于混合牙列期，则以乳磨牙的位置来替代第一恒磨牙的位置。

（2）Frankfort 平面由 Po（耳点）与 Or（眶点）连接得到。这是头影测量中最基本的水平参考平面（图 10.12）。

（3）翼上颌裂后缘切线（PtV）是一条与 Frankfort 平面垂直，且与翼上颌裂后缘相切的直线。PtV 与 Frankfort 平面的交点为面心（CF 点，图 10.13）。

（4）Xi 点：参照 Frankfort 平面

和 PtV 平面，按照前文所述的步骤画出 Xi 点（图 10.14）。

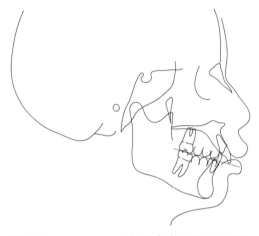

图 10.11　Ricketts 分析法参考平面之功能𬌗平面

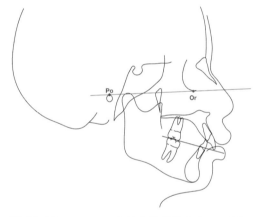

图 10.12　Ricketts 分析法参考平面之 Frankfort 平面

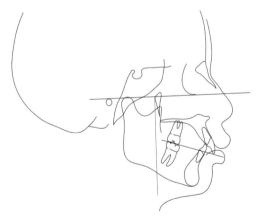

图 10.13　Ricketts 分析法参考平面之 PtV 平面

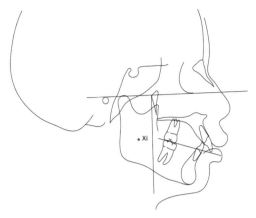

图 10.14　Ricketts 分析法中的 Xi 点

（5）Ba-Na 平面：也称全颅底平面，是面部与颅部的分界线。该平面是评价颅部生长变化的首选参照平面。可作为评价下颌位置、旋转和生长的参考平面（图 10.15）。

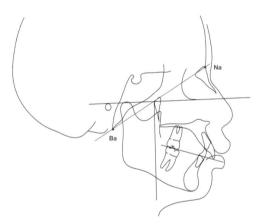

图 10.15　Ricketts 分析法参考平面之 Ba-Aa平面

（6）面平面：Na-Pog 的连线。面平面与 Frankfort 平面所成的角度能提示下颌颏部所在的矢状向位置，且提示个体的面部生长类型（图 10.16），详见本章后续内容。

（7）下颌平面：从 Me 点向下颌升支最下点做下颌骨下缘的切线。该平面可作为描述下颌形态和（或）位置的参考平面。面平面与下颌平面的交点称

为构建性颏顶点（Gn）（图 10.17）。值得指出的是不同头影测量方法对下颌平面的定义略有不同，有的是以点和切线来定义，有的是以前后两个切点的连线来定义。Ricketts 分析法是以 Me 点及其与下颌下缘的切线来定义下颌平面。

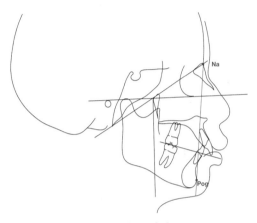

图 10.16　Ricketts 分析法参考平面之面平面

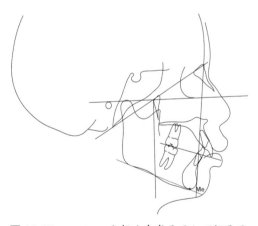

图 10.17　Ricketts 分析法参考平面之下颌平面

（8）面轴：为 Pt 与头影测量颏顶点（Gn）的连线。面轴代表着颏部的生长方向。通常情况下，在高加索人群，面轴与 Ba-Na 平面成 90° 角左右，对于东亚人群，因不同样本和人群，研究者所得到的该数值差别较大，大多数研究认为，其正常值在 86° 左右（图 10.18）。

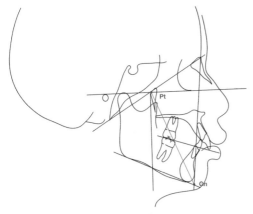

图 10.18　Ricketts 分析法参考平面之面轴

（9）下颌体轴：为 Xi 点与 Pm 点的连线，可用于评估或预测下颌体部的生长情况（图 10.19）。

上颌骨的开张情况（图 10.21），详见 Ricketts 全面分析法因素 8。

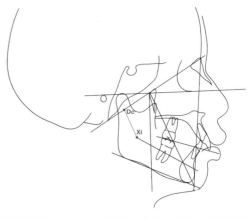

图 10.20　Ricketts 分析法参考平面之下颌突轴

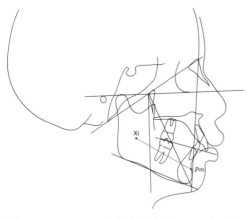

图 10.19　Ricketts 分析法参考平面之下颌体轴

（10）髁突轴（Xi-DC）：为 Xi 点与 DC 点的连线，该轴可用评估或预测下颌升支的生长情况。髁突轴与下颌体轴形成的交角即为下颌弧角（mandibular arc），可用于评估下颌骨生长中下颌骨自身的开张程度（图 10.20），详见 Ricketts 全面分析法因素 31。

（11）Xi-ANS：为 Xi 点与 ANS 点的连线，而 Xi-ANS 平面与下颌体轴所成的角，也称为面下部高度角，它以角度的形式反映了下颌体相对于

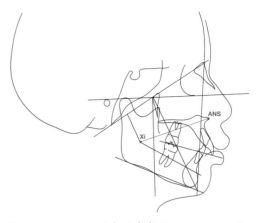

图 10.21　Ricketts 分析法参考平面之 Xi-ANS 轴

（12）A-Pog 平面：将上颌牙槽骨及下颌骨颏前点联系起来，该平面常作为上下切牙矢状向位置的参考平面，因此也被称为牙列平面。在绘图时应注意该平面容易与面平面 (Na-Pog) 形成部分重叠而干扰（图 10.22）。

（13）上中切牙长轴：连接 A1 与 Ar 得到该轴。常延长该线至与 Frankfort 平面相交。该线代表上颌中切牙的倾斜度（图 10.23）。

（14）下中切牙长轴：连接 B1 与 Br 而成，常将该线向下延长至下颌平

面下方稍许，向上延长至与上颌中切牙牙长轴相交，便于测量（图 10.24）。

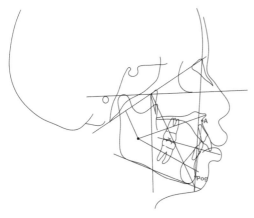

图 10.22　Ricketts 分析法参考平面之牙列平面

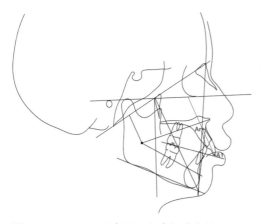

图 10.23　Ricketts 分析法之上中切牙长轴

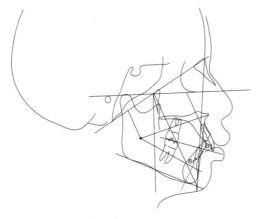

图 10.24　Ricketts 分析法之下切牙长轴

（15）审美平面：连接 En 与 Dt 而成。该平面可在一定程度提示唇与鼻部

和颏部的软组织是否协调（图 10.25）。

（16）Na–A：连接 Na 点与 A 点，该连线与 Frankfort 平面相交，测量所成角度，用来提示上颌基骨的水平位置（详见 Ricketts 全面分析法因素 23）。通常不画出该平面，以避免与其他平面重叠，以致测量时出现错误（图 10.26）。

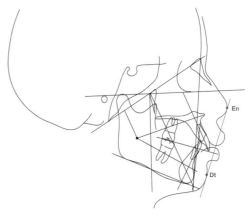

图 10.25　Ricketts 分析法之审美平面

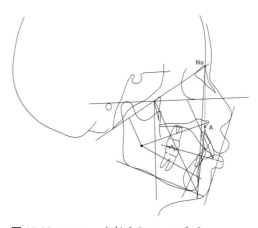

图 10.26　Ricketts 分析法之 Na–A 平面

以上平面构成了 Ricketts 简明分析法的所有要素，但在 Ricketts 全面分析中，还需要作出以下平面：

CF–Na/CF–A（图 10.27）：这两个平面的夹角可用来提示上颌的垂直向高度。

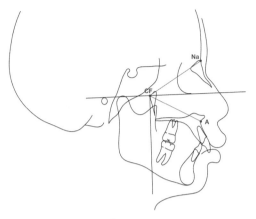

图 10.27　Ricketts 分析法之 CF-A 平面夹角（上颌骨高度）

腭平面（ANS-PNS）（图 10.28）：该平面与 Frankfort 平面的夹角可用来提示上颌骨的倾斜度（第 25 因素）。

CF-Go 平面（图 10.28）：该平面可用来提示后面高（第 28 因素）。

Xi-CF 平面（图 10.29）：该平面可用来描述下颌升支的位置和可能的Ⅲ类生长倾向（第 29 因素）。

Ricketts 头影测量全面分析

在 Ricketts 的全面分析中，包含了六个方面的 32 个因素，这六大方面分别是：牙性问题、上下颌骨间关系问题、牙及牙槽骨问题、软组织美学问题、颅面相互关系问题、内部结构问题。但全面的 Ricketts 分析较为烦琐，其测量及结果判读都较为耗时，且有些因素的临床相关性还有待商榷，因此不少临床医生更经常使用 13 因素的 Ricketts 简明分析法，该方法包括了下颌和颏部问题、上颌骨问题、牙性问题及软组织侧貌问题这四个方面的 13 个因素，简明版 13 因素也是全面版 32 因素的子集。尽管 32 因素的全面 Ricketts 分析法在笔者们的临床工作中使用不多，但为了让读者能更好地理解 Ricketts 分析法以及 Ricketts 本人对颅面结构的相关认知，本文还是简要介绍全面 Ricketts 分析法中的 32 个因素。值得指出的是本文里的一些正常值大多来源于 Ricketts 及其他高加索人群样本的测量，因为 Ricketts 的某些原始测量值是来源于正常普通人群中的生长发育期的纵向研究样本，这样的研究样本常常难以获得，而中国国内类似研究不多，所发表的

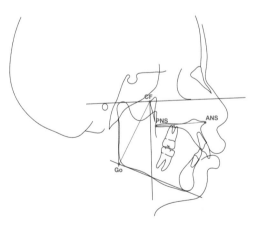

图 10.28　Ricketts 分析法参考平面之 CF-Go 平面、ANS-PNS 平面

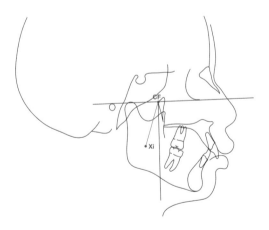

图 10.29　Ricketts 分析法参考平面之 Xi-CF 平面

文献多是青少年或成年人样本的横断面研究，且不同作者所报道某些测量正常值也存在不小差异，所以本文所提供的正常值基本上以 Ricketts 原始研究数据为主，但对于 Ricketts 原始数据正常值与东亚人群正常值相距较远，且又有很强临床意义的某几个因素，本书也同时提供与作者现阶段临床经验一致的正常值，以利于读者的理解和应用。

第一方面　牙性问题

1. 磨牙关系（图 10.30）

上下颌第一磨牙远中面在𬌗平面方向上的距离。

正常值：

安氏Ⅰ类 –3mm

安氏Ⅱ类 ＞ 0mm

安氏Ⅲ类 ＜ –6mm

标准差：± 3mm

临床意义解读：该值定义了磨牙关系。负值意味着下颌磨牙远中面在上颌磨牙远中面的近中。

2. 尖牙关系（图 10.31）

上下尖牙牙尖在𬌗平面方向上的距离。

正常值：

安氏Ⅰ类 –2mm

安氏Ⅱ类 ≥ +1mm

安氏Ⅲ类 ＜ –5mm

标准差：± 3mm

临床意义解读：该值定义了尖牙关系。负值意味着下颌尖牙牙尖在上颌尖牙牙尖的近中。

3. 切牙覆盖（图 10.32）

上下切牙切缘在𬌗平面方向上的距离。

正常值：2.5mm

标准差：± 2.5mm

临床意义解读：该值反映了前牙矢状方向上的错𬌗情况。

4. 切牙覆𬌗（图 10.33）

上下切牙切缘在𬌗平面垂线方向上的距离。

正常值：2.5mm

Ⅰ类磨牙关系　　　　　Ⅱ类磨牙关系　　　　　Ⅲ类磨牙关系

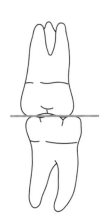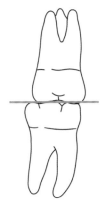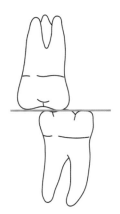

图 10.30　Ricketts 全面分析之因素 1：磨牙关系

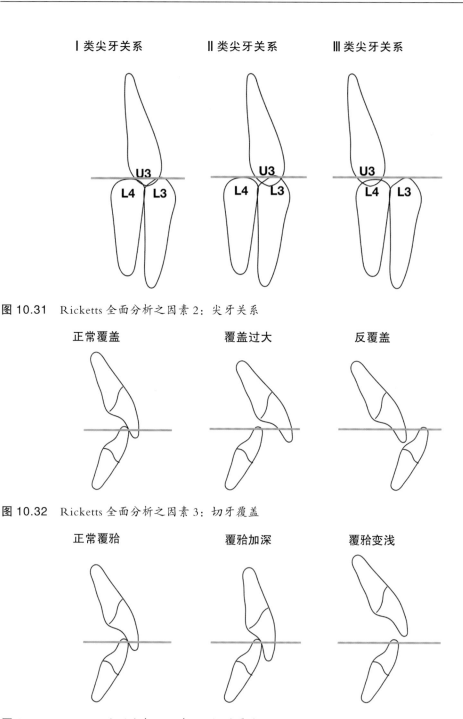

图 10.31 Ricketts 全面分析之因素 2：尖牙关系

图 10.32 Ricketts 全面分析之因素 3：切牙覆盖

图 10.33 Ricketts 全面分析之因素 4：切牙覆𬌗

标准差：±2mm

临床意义解读：该值反映了切牙在垂直方向上的咬合情况（正常𬌗、开𬌗或深覆𬌗）。对于该值，本书作者的

认知与 Ricketts 当年的数据略有不同，本书作者认为上下切牙覆𬌗在 3~4mm 时较容易获得良好的切牙前伸引导功能（切牙引导，后牙段脱离咬合接触），

并维持理想的纵𬌗曲线，所以在作者的临床实际工作或中 VTO 的模拟中，常常以 3~4mm 作为正常覆𬌗的正常值。

5. 下切牙高度（图 10.34）

即下切牙切缘至𬌗平面的距离。

正常值：+1.25mm

标准差：±2mm

临床意义解读：该值可提示患者的覆𬌗异常是由下切牙所致或是上切牙所致，或两者共同导致。

值得指出的是，当临床上需要判别下切牙垂直高度时，在测量下切牙至𬌗平面距离之前，应考虑𬌗平面自身的垂直高度问题，理想情况下颌平面前份应位于口裂点下方 3mm 处（图 10.35A）。若𬌗平面距离口裂点过远或过近，在确定下颌切牙切缘的垂直高度之前，应以 3mm 为标准对𬌗平面自身的垂直高度进行校正，以保证下切牙与上唇的和谐关系。当𬌗平面自身高度相对于口裂点位置过低，即使患者下切牙至𬌗平面距离与切牙覆𬌗均正常，也会存在上下切牙垂直位置均过低，患者露龈微笑的问题（图 10.35B）。

6. 上下切牙夹角（图 10.36）

上下颌中切牙牙长轴所成的角度。

正常值：130°

标准差：±6°

临床意义解读：上下切牙唇倾，该角度变小；上下切牙舌倾，该角度变大。除此之外，上下切牙角不仅反映上下切牙的唇倾度，还与患者面部整体特征有

<table>
<tr><td>下切牙高度正常</td><td>下切牙伸长</td><td>下切牙被压低</td></tr>
</table>

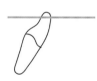 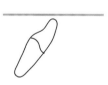

图 10.34　Ricketts 全面分析之因素 5：下切牙高度

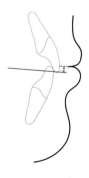 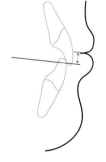

A. 下切牙距𬌗平面距离平常，𬌗平面自身距口裂点位置正常（3mm）

B. 下切牙距𬌗平面距离平常，𬌗平面自身距口裂点位置过低（5mm）

图 10.35　𬌗平面与口裂点的垂直高度关系

较大关系。不同生长型的患者，上下切牙的位置不同，该角度变异很大。总体而言，垂直生长型患者上切牙比较直立，上下切牙角度较大。水平生长型患者切牙更为唇倾，上下切牙角度偏小，双颌前突患者多伴有上下切牙角度偏小（图10.37）。上切牙理想的倾斜度是与面轴成 +5° 左右夹角（图10.38），而上下切牙角度的正常值为130° ± 10°。

因此，垂直生长型患者长面型越严重，上颌切牙越直立，上下切牙角度越大。反之，水平生长型越显著者，其上下切牙唇倾度相对越大，上下切牙角度越小。

第二方面　上下颌骨间关系问题

7. 面凸度（图10.39）

A 点至面平面（Na–Pog）的距离。

正常值：8 岁半时 2.0mm，此后每年减小 0.2mm，直至生长高峰期结束。

标准差：± 2mm

临床解读：该值反映了面部骨骼类型。该值取决于 A 点与面平面这两个变量。

该值大于正常值时，提示为 Ⅱ 类骨型；反之，该值小于正常值时，提示 Ⅲ 类骨型（图10.39，图10.40）。若要做出更全面更准确的诊断，则还需分别考虑 A 点与 Pog 点的位置，并测量

正常上下中切牙夹角正常

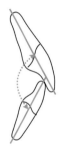

正常上下中切牙夹角增大

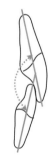

正常上下中切牙夹角减小

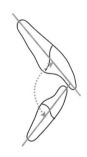

图 10.36　Ricketts 全面分析之因素 6：上下切牙

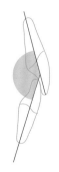

A 深覆𬌗者上下切牙角偏大

图 10.37　上下切牙角增大及减小

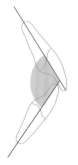

B 双颌前突者上下切牙角小于标准值

短面型　　　　　　　　平均面型　　　　　　　　长面型

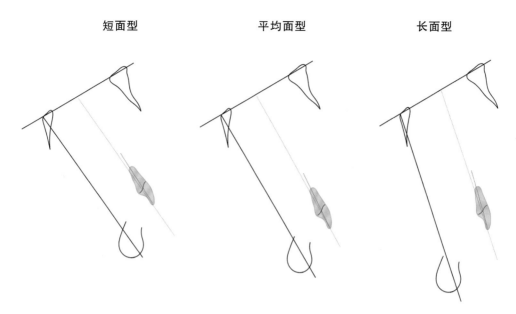

图 10.38　上切牙长轴与面轴及面部生长型的关系：上切牙长轴的理想角度是与面轴成 +5°，即较之面轴更加直立。

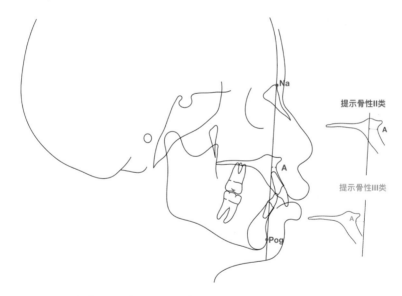

图 10.39　Ricketts 全面分析之因素 7：面凸度

面深度。

面凸度会随生长发育而发生变化，也会因正畸治疗而带来相应改变。

在生长发育过程中，短面型患者的颏部向前的生长量远大于颏部向下的生长量，因此其面凸度每年减小 +0.2mm，直至生长高峰期结束。

但长面型患者在生长发育过程中，由于颏部主要为垂直向生长而向前的生长量较小，其颏部每年向前生长量几乎完全被向下的生长量所抵消。因此，在无其他病理性因素（例如髁突活动性吸收、口呼吸习惯等）的情况下，严重长面型患者的面凸度在生长发育高峰期最多维持不变。

如图 10.41 所示，不同面型人群（长面型、平均面型及短面型）面凸度随生长发育变化的情况各有不同。图中分别为不同面型 8 岁和 16 岁时的测量值。长面型者，面凸度在 8 年间几乎未发生变化（10.41 A）。平均面型者，其面凸度减小了 2mm（10.41 B）。而短面型者，其面凸度减小更多，达到约 4mm（10.41 C）。

在 Ricketts 分析中，面凸度反映了上下颌矢状向的关系（图 10.40）。

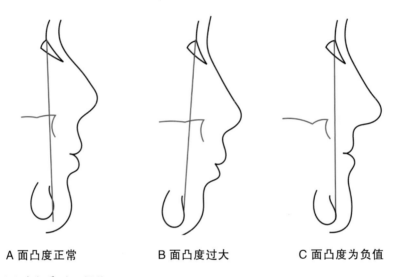

A 面凸度正常　　　　B 面凸度过大　　　　C 面凸度为负值

图 10.40　面凸度与骨型及侧貌

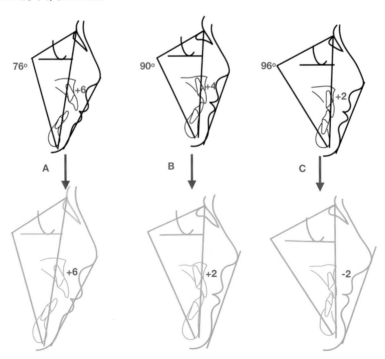

图 10.41　不同垂直骨面型人群，面凸度随生长发育而变化的情况各有不同

面凸度高于正常值，提示Ⅱ类骨型。反之，面凸度为负值，提示Ⅲ类骨型。偏离正常值说明上下颌关系不佳，但并不能说明其具体原因，因为面凸度偏大可能由于以下多种原因所致：

　　a）下颌后缩，上颌正常。

　　b）下颌正常，上颌前突。

　　c）a 和 b 兼而有之。

　　d）骨性双颌后缩，下颌后缩程度更明显。

　　e）双颌前突，上颌前突程度更大。

　　因此，在分析面凸度时，应结合面深和上颌深度数值仔细分析（详见本章后续内容），来明确 A 点和 Pog 点各自在矢状向的位置关系。（面凸度与面深及上颌深度关系，图 10.42 A；面凸度相同，上颌深度不同时的不同面型，图 10.42 B）

　　面凸度的改变可能由于以下原因：

　　·生长发育：短面型患者的面凸度更容易减小（下颌骨向前生长）。

　　·矫形治疗对于上颌骨的影响（抑制上颌发育）。

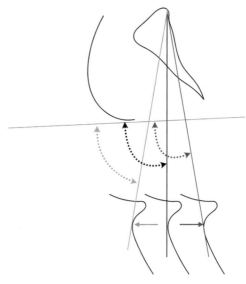

图 10.42B　面凸度相同，上颌深度不同所呈现的不同面型

　　·通过转矩控制重塑上前牙区的牙槽骨形态（A 点）。

　　·改变面轴（图 10.42 A）：面轴开张或闭合可改变 Pog 点的矢状向位置，从而影响面凸度。

8. 面下部高度（图 10.43）

　　虽然此因素字面上为高度，其实是以角度的大小来反映面下部的开张情况，即以 Xi-ANS 与 Xi-Pm 所成角度的大小来反映面下部是开张趋势还是关闭趋势。

　　正常值：47°。该值基本不随年龄变化而变化。

　　标准差：±4°

　　临床解读：该角度增大提示长面型，可能会出现骨性开𬌗趋势。该角度减小提示短面型，骨性深覆𬌗趋势。

　　该角度对于Ⅱ类骨型的鉴别诊断与骨性开𬌗的鉴别诊断非常重要。该角度偏大提示上下颌骨开张型生长，患者为垂直生长型，生长期下颌骨向前发育

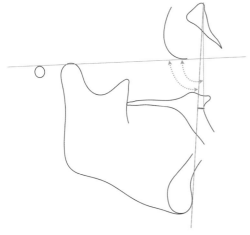

图 10.42A　面凸度与面深之上颌深度的关系

的动力较小，肌肉力量弱，有骨性开骀倾向。该角度偏小，提示患者为水平生长型，生长期下颌骨向前发育的动力较大，肌肉力量强，有深覆骀倾向（图10.44）。

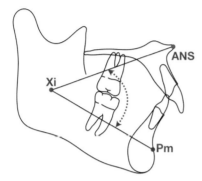

图 10.43　Ricketts 全面分析之因素 8：面下部高度

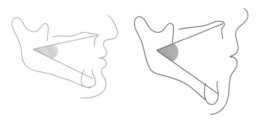

图 10.44　短面型患者及长面型患者的面下部高度

该角度通常不会随年龄发生变化。若此角度出现显著变化，常常是由于正畸治疗或其他病理性因素的出现所导致。另外，使面轴打开的治疗措施，均可使面下部高度增大；而能关闭面轴的治疗措施则可使面部高度减小。

第三方面　牙及牙槽骨问题

9. 上颌磨牙位置（图 10.45）

上颌第一磨牙远中面距翼上颌裂后缘切线（PtV）的距离，沿上颌第一磨牙远中面做翼上颌裂后缘切线的垂线，得到二者的距离。

正常值：年龄（年）+3mm

标准差：±3mm

临床意义解读：翼上颌裂后缘切线位于上颌骨骨体后方。该值可在一定程度提示磨牙关系异常是由于上颌磨牙位置异常或是下颌磨牙位置异常所导致。该值也可提示是否伴有上牙列后段的牙列拥挤问题及是否存在上颌第三磨牙阻生的倾向。值得指出的是，因为不同个体间牙冠近远中大小及上颌结节软组织厚度存在差异，若盲目采用该因素作为判断上颌磨牙的近远中位置是否理想，则可能会在某些临床情况下存在较大的误差。

该数值也在一定程度反映了上牙列整体前突或后缩的情况，其标准值为患者年龄 +3mm，标准差为 ±3mm。因此 10 岁时的正常值为 13mm，对于成年人，则需要 21mm 以保证第二磨牙及第三磨牙有足够间隙萌出。

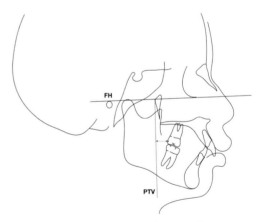

图 10.45　Ricketts 全面分析之因素 9：上颌磨牙位置

10. 下切牙突度（图 10.46）

下切牙切缘与牙列平面（A-Pog 平面）在骀平面方向上的距离。

正常值：+1mm。

标准差：±2mm

临床意义解读：该值反映了下切牙的前突程度以及下牙列与上下颌骨间的相对位置。该值对于单纯正畸治疗计划的确定非常之重要。其临床正常值为 1mm±2mm，在正常生长中，基本不随年龄而变化。

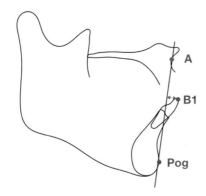

图 10.46 Ricketts 全面分析之因素 10：下切牙突度

下切牙突度是分析下切牙乃至整个下牙列的关键因素，因为：

·该值提示了下切牙在矢状平面上的当前位置。

·可通过计算头侧片中下切牙当前位置与目标位置的差异，决定是否采取拔牙矫治，这是矫治计划中很重要的一环。

·下切牙位置（在 A-Pog 平面前方约 1mm 处）与美观与和稳定性有关，因此也是矫治目标之一。但是尤其值得指出的是，由于该值依赖于相邻结构和每个病例的具体特征，并非所有病例都能达到此"正常"值。因此此值也经常被称为"追求可能达到的最好位置"。

·该值也可在一定程度提示覆盖异常的可能原因。即提示深覆盖或浅覆盖是由于下切牙位置异常或上切牙位置异常所致，或是二者共同所导致的。

11. 上切牙突度（图 10.47）

上切牙切缘距面平面（A-Pog 平面）的距离。

正常值：+3.5mm。

标准差：±2mm。

临床意义解读：该值反映了上切牙的前突程度以及上牙列与上下颌骨间的相对位置。同时，该值既可用来反映正畸治疗的目标，同时也常常是患者寻求正畸治疗的主要目的之一。

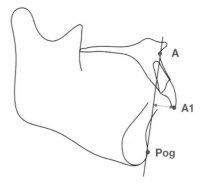

图 10.47 Ricketts 全面分析之因素 11：上切牙突度

12. 下切牙倾斜度（图 10.48）

下切牙牙长轴与牙列平面（A-Pog 平面）的角度。

标准差：±4°。

临床意义解读：该值与下颌切牙的稳定性有关，该值也可在一定程度提示正畸治疗改变下切牙位置的界限。

下切牙的倾斜度对制定正畸治疗计划非常关键。下颌颏联合处下切牙的骨性支持范围常常很有限，因此下切牙的正畸牙移动方式，很难进行绝对意义的整体移动，而常常是一定形式的倾斜移动，即有控制的倾斜性牙移动。一般情况下，正畸过程中下切牙切缘每向前或向后移动 1mm，该角度常常

变化 +2° 或 –2°（图 11.49）。当然当今的正畸矫治器的力学性能已足够强大，当正畸医生刻意通过不同方法（托槽转矩选择、更粗且回弹性更好的正畸弓丝、种植支抗、转矩辅弓等等辅助工具的帮助）增加下切牙根尖的移动量时，此距离与角度的比例可能会发生明显变化。但在制定正畸治疗方案时，还是应该在下切牙的生理范围内制定合理的下切牙的移动方式和移动量。

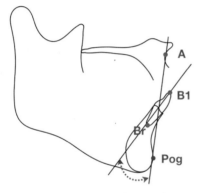

图 10.48　Ricketts 全面分析之因素 12：下切牙倾斜度正常值：22°

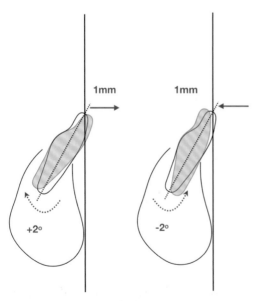

图 10.49　下切牙切缘移动距离与下切牙倾斜度的关系

13. 上切牙倾斜度（图 10.50）

上切牙牙长轴与牙列平面（A–Pog 平面）所成角度。

正常值：28°

标准差：±4°

临床意义解读：该值反映了上切牙相对于 A–Pog 平面的倾斜程度。在临床实践中，与上颌切牙稳定性关系更为密切的参数是上切牙牙轴与面轴的相互关系。一般情况下，稳定的上切牙长轴比面轴更加直立 5° 左右，参见图 10.38。

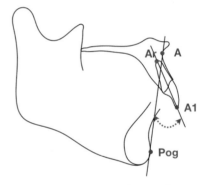

图 10.50　Ricketts 全面分析之因素 13：上切牙倾斜度

14. 殆平面与下颌升支关系（图 10.51）

殆平面与下颌升支中点（Xi）的距离。正值表示殆平面在 Xi 点上方，负值表示殆平面在 Xi 点下方。

正常值：9 岁半时 0.0mm，此后殆平面每年下降 0.5mm，直至生长高峰期结束。

标准差：±3mm。

临床意义解读：殆平面相对于 Xi 点的位置偏高，提示可能存在下颌磨牙伸长。殆平面位置偏低，提示可能存在上颌磨牙伸长。

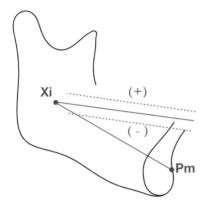

图 10.51 Ricketts 全面分析之因素 14：殆平面与下颌升支关系

15. 殆平面倾斜度（图 10.52）

下颌体轴与殆平面所成角度。

正常值：8 岁时 22°，此后每年增加 0.5°，直至生长高峰期结束。

标准差：±4°

临床意义解读：该值反映了殆平面与下颌骨的相对位置。

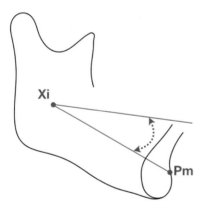

图 10.52 Ricketts 全面分析之因素 15：殆平面倾斜度

第四方面 软组织美学问题（上、下唇关系）

16. 下唇突度（图 10.53）

下唇前缘与审美平面的距离。

正常值：8 岁半时 −2.0mm，此后每年减少 0.2mm，直至生长高峰期结束。

标准差：±2mm

临床解读：由于下唇紧靠切牙唇面，因此该值可反映与切牙位置相关的唇部与鼻部、颏部之间的平衡关系。

切牙前突会导致唇部前突。负值表示唇组织位于 E− 平面后方。唇突度是协调侧貌各要素（唇，鼻，颏部）的关键因素。唇凸度的改变可能是由于前牙的移动，也可以是由于确定审美平面的各结构位置的改变。值得指出的是，因为鼻尖在不同种族，以及同一种族不同个体间的变异度非常之大，所以该指标极易因为审美平面中软组织鼻尖点的变异而影响其结果的解读，因此在目标引导的正畸学体系中，笔者基本上不以此指标作为评级软组织美学的指标。

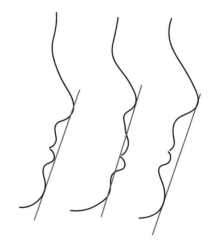

图 10.53 Ricketts 全面分析之因素 16：下唇突度

17. 上唇长度（图 10.54）

前鼻棘点与上口裂点之间的距离。

正常值：8 岁半的平均值为 24mm

标准差：±2mm

临床意义解读：该值可用于提示存在露龈笑或上切牙暴露不足。上唇偏短可由唇周肌肉组织紧张导致。因为该值常常存在较大变异，且该值的距离长度方向与真性垂线间存在一定角度关系，而并不是一比一的比例关系。所以在目标引导的正畸学治疗体系中，主要是以休息位时及微笑功能位时的上切牙切断暴露量来判断唇齿的垂直向位置关系，而此因素仅是作为次要参考指标。

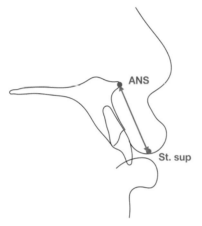

图 10.54　Ricketts 全面分析之因素 17：上唇长度

18. 口裂点 – 𬌗平面距离关系（图 10.55）

口裂点与𬌗平面的距离。

正常值：8 岁半时为 –3.5mm。此后每年增加 0.1mm，直至生长高峰期结束。负值表示𬌗平面位于口裂点下方。

临床意义解读：𬌗平面偏低提示上唇偏短伴露龈笑。若该值接近 0 或者为正值，提示𬌗平面偏高，嘴唇软组织可能偏长。该值在做 VTO 时非常有用，可根据需要作出𬌗平面，模拟正畸术后的改变，获得良好的唇齿关系。

第五方面　颅面相互关系问题

19. 面深（图 10.56）

面平面与 Frankfort 平面所成角度

（Downs 面角）。

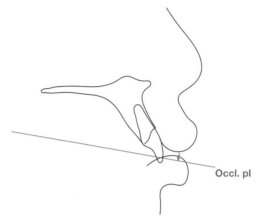

图 10.55　Ricketts 全面分析之因素 18：口裂点与𬌗平面距离关系

正常值：9 岁时 87°。此后每年增加 0.33°，直至生长高峰期结束。

标准差：± 3°

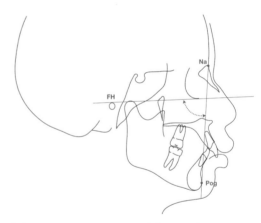

图 10.56　Ricketts 全面分析之因素 19：面深

临床意义解读：该值可反映颏部的水平向位置，提示骨性Ⅱ类或Ⅲ类是否由下颌骨的位置异常所致。但此值不能作为判断的绝对标准，应根据此因素，同时结合面凸度、上颌深度、面下部高度来综合分析骨性问题（图 10.42 A）。

在生长发育高峰期，随着下颌骨生长，该角度每 3 年增加 1°。这种随年龄发生变化的主要原因是由于在青春发育期时前颅底平面与下颌骨体部的生长量存在差异。平均而言，前颅底每年生长 0.8mm 左右，直至生长高峰期结束。（CC 点到 Na 点之间），而下颌体部（Xi-Pm）每年生长 1.6mm 左右。因此，9 岁左右，该角度的正常值为 87° 左右，而在成年人，此角度正常值接近 90°（图 10.57）。

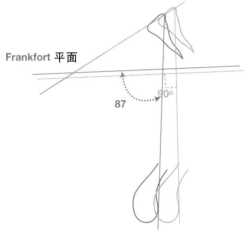

图 10.57　面深随生长变化的情况（红色，9 岁；蓝色，成年后）

面深低于正常值，提示患者为垂直生长型，长面型；反之，若面深高于正常值，提示患者为水平生长型，短面型（图 10.58）。

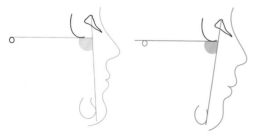

图 10.58　不同面部生长型人群的面深

20. 面轴（图 10.59）

面轴与全颅底平面（Ba-Na 平面）所成角度。

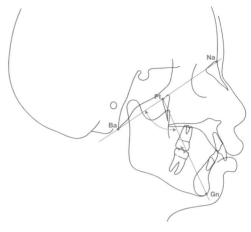

图 10.59　Ricketts 全面分析之因素 20：面轴

正常值：90°

标准差：± 3°

临床意义解读：该值作为 Ricketts 分析法中临床意义最强的因素之一，可用来反映下颌骨的生长方向，甚至反映整个面部的整体生长型。此正常值在高加索人群，理想情况下，常为 90° 左右，而根据东亚人群的研究而言，此值的理想情况应该在 86° 左右。

面轴可反映颏部的生长方向，正常情况下面轴角几乎不随年龄增长而发生变化。因此，面轴方向的明显改变一定来自治疗结果，或某些病理性因素。

面轴值的大小由颅面复合体当中的下颌骨的形状和位置决定。

面轴角测量的是面轴与全颅底平面相交的后下角，该值偏小（小于 90°）提示"开张型面轴"，见于长面型患者，颏部向下向后顺时针旋转生长。

反之，该角度增大则提示"闭合型面轴"，咬合关闭，颏部向前向上逆时针旋转生长（图 10.60）。

本书在描述面轴角测量值时，常用"面轴打开"与"面轴关闭"来表示该角度减小或增大。例如，在某些正畸治疗之后，面轴角呈开张性变化，则说明头影测量分析发现，在治疗结束之后，该角度变小，患者颏部向下向后旋转。

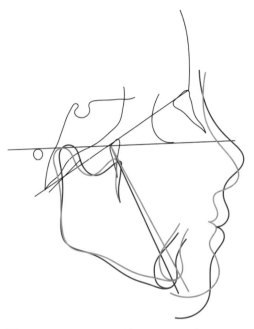

图 10.60　不同面轴情况下的面部开张程度　开张型面轴与长面型（红色）；闭合型面轴与短面型（蓝色）

对于治疗前的诊断而言，若东亚人群患者，该角度大于 85°，说明患者整体生长方向向前向上，呈逆时针的水平向生长型，如果明显低于这个值，则说明患者的生长可能偏向于向下向后，顺时针旋转的垂直向生长型。

功能因素和病理因素可能会造成面轴角的改变，但是，在正常生长中，该角度通常保持不变。

通常情况下面轴角度保持不变，但面轴（Pt-Gn）的长度在生长高峰期每年增加 2.5mm，直至生长高峰期结束。

正畸治疗的不同牙移动方式会导致面轴的改变。

a) 开张性变化

以下治疗措施可使面轴呈开张性变化：

・磨牙远中移动

・后牙伸长

b) 闭合性变化

以下因素可导致面轴的闭合性变化：

・磨牙压低

・后牙向近中移动

21. 面部锥度（图 10.61）

面平面与下颌平面所成角度。

正常值：68°

标准差：± 3.5°

临床意义解读：该角度增大提示短面型，该角度偏小提示长面型。

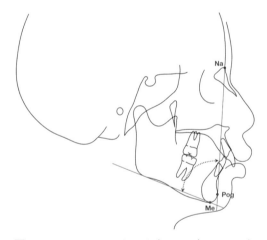

图 10.61　Ricketts 全面分析之因素 21：面部锥度

22. 下颌平面角（图 10.62）

下颌平面与 Frankfort 平面所成角度。

正常值：9 岁时 26°。此后每年减小 0.3°，直至生长高峰期结束。

标准差：± 4°

临床意义解读：该值对东亚人群而言，较高加索人群稍大，目前文献提示东亚人群该角正常值为替牙期 30° 左右，恒牙早期为 28° 左右。

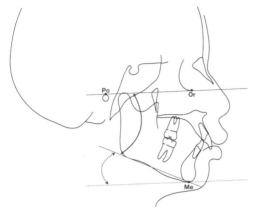

图 10.62　Ricketts 全面分析之因素 22：下颌平面角

　　该值反映了下颌骨体的倾斜度，下颌骨作为颅面复合体的一部分，其形状和位置决定了下颌平面角的大小。若测量值大于正常值，提示患者为垂直生长型，肌肉力量弱，有开𬌗倾向。若该值小于标准值，则提示患者为水平生长型，肌肉力量强，有深覆𬌗倾向（图10.63）。由于下颌骨的生长发育，该角度在青春发育高峰期每 3 年减小 1°，直至生长发育停止（图 10.64）。

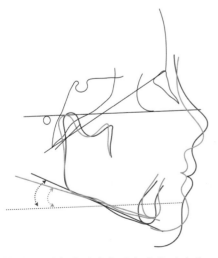

图 10.63　下颌平面角与面部生长型关系

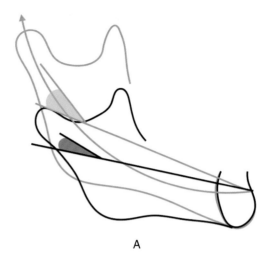

A

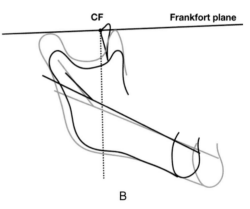

B

图 10.64　正常的下颌生长中，下颌弧角及下颌平面角会随之发生变化，使得下颌有逆时针生长趋势

　　23. 上颌骨深度（图 10.65）

　　Frankfort 平面与 Na-A 平面所成角度。

　　正常值：90°

　　标准差：± 3°

　　临床意义解读：该值反映了上颌骨的水平向位置。对于骨性Ⅱ类 / Ⅲ类、面凸度、面深和面下部高度的判断很有帮助。该值的改变可能来自正畸治疗，也可能来自个人习惯（如吮指习惯）。临床标准值为 90° ± 3°，基本不会随年龄而变化。

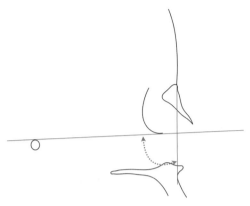

图 10.65　Ricketts 全面分析之因素 23：上颌骨深度

24. 上颌骨高度（图 10.66）

Na–CF–A 点所成角度。

正常值：53°。每年增大 0.4°，直至生长高峰期结束。

标准差：±3°。

临床意义解读：该值反映了上颌骨的垂直向位置。与下颌平面类似，该值可用于辅助骨性开𬌗的诊断，骨性开𬌗患者该角度可能偏小）。

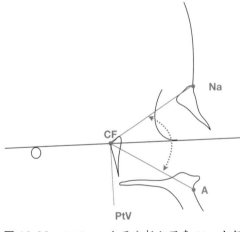

图 10.66　Ricketts 全面分析之因素 24：上颌骨高度

25. 腭平面（图 10.67）

Frankfort 平面与腭平面（ANS-PNS）所成角度。

正常值：1°。

标准差：±3.5°。

临床意义解读：该值反映了腭平面的倾斜程度。正值提示上腭前端向上翘起，或许与Ⅲ类骨型有关。

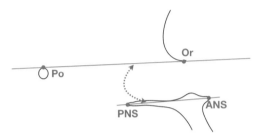

图 10.67　Ricketts 全面分析之因素 25：腭平面倾斜度

第六方面　内部结构

26. 颅底角（图 10.68）

Ba–Na 平面与 Frankfort 平面所成角度。

正常值：27°。

标准差：±3°。

临床意义解读：该角度增大提示关节窝处于靠前位置，也提示患者先天生长类型可能偏Ⅲ类骨型。

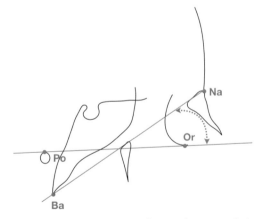

图 10.68　Ricketts 全面分析之因素 26：颅底角

27. 前颅底长度（图 10.69）

CC 点与 Na 点之间的距离。

正常值：8 岁半平均值为 55mm。

根据患者年龄做出校正，每年增加 0.8mm，直至生长高峰期结束。

标准差：±2.5mm

临床意义解读：该值可在一定程度提示Ⅱ类骨型是否由于前颅底过长，Ⅲ类骨型是否由于前颅底过短所致。

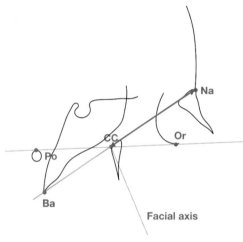

图 10.69　Ricketts 全面分析之因素 27：前颅底长度

28. 后面高（图 10.70）

下颌角点（Go）与 CF 点的距离。

正常值：8 岁半平均值为 55mm。根据患者年龄做出校正，每年增加 1mm，直至生长高峰期结束。

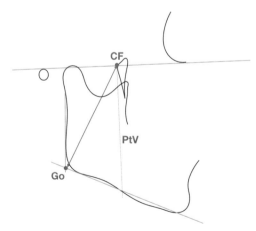

图 10.70　Ricketts 全面分析之因素 28：后面高

标准差：±3.3mm

临床意义解读：该值在反映后面高的同时，也在一定程度反映了下颌升支的高度。该值偏小，提示升支偏短，与长面型伴下颌骨向下向后的顺时针旋转生长相关。该值偏大提示升支偏长，短面型，下颌骨可能出现逆时针旋转生长。

29. 下颌升支位置（图 10.71）

Frankfort 平面与 CF-Xi 平面所成角度。

正常值：76°

标准差：±3°

临床意义解读：Ⅱ类骨型可由于下颌升支位置靠后所致（该角偏小），Ⅲ类骨型可由于下颌升支位置靠前（该角偏大）所致。此值偏大，提示下颌升支位置靠前，可能为Ⅲ类生长趋势。

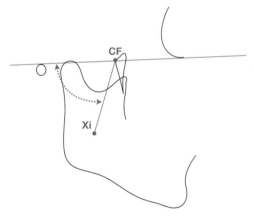

图 10.71　Ricketts 全面分析之因素 29：下颌升支位置

30. 耳点位置（图 10.72）

耳点至翼上颌裂后缘切线（PtV）的距离。

正常值：9 岁时的平均值为 -39mm。根据患者年龄做出校正，每年 0.8mm，直至生长高峰期结束。负值表示耳点位于 PtV 平面远中方向。

标准差：±2.2mm。

临床意义解读：因为耳点与关节窝临近，因此常用该值提示关节窝及髁突所在位置。此值过小，则提示耳点位置（关节窝及髁突位置）可能靠前，与Ⅲ类生长趋势有关。此值过大，则提示耳点位置（关节窝及髁突位置）可能靠后，与Ⅱ类生长趋势有关。该值对于早期发现Ⅲ类生长趋势有较大帮助。

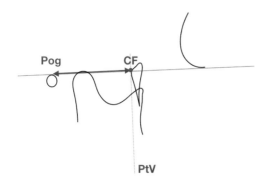

图 10.72　Ricketts 全面分析之因素 30：耳点位置

31. 下颌弧角度（图 10.73）

下颌体轴与髁突轴所成角度。

正常值：8 岁半时为 26°。此后每年增加 0.5°，直至生长高峰期结束。

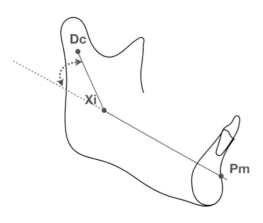

图 10.73　Ricketts 全面分析之因素 31：下颌弧角度

标准差：±4°。

临床意义解读：该值可用来提示患者口颌系统肌肉特征。角度偏大提示下颌骨呈方形，深覆𬌗趋势，短面型，肌力较强。角度偏小则提示有开𬌗趋势，长面型，肌肉松弛（图 10.74）。

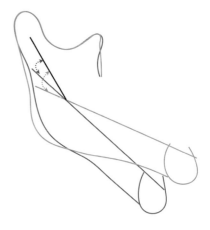

图 10.74　短面型人群下颌弧角度偏大（蓝色）；长面型人群下颌弧角度偏小（红色）

该角度在生长发育高峰期为 26°±4°，每年增加 0.5°。这是由于正常情况下随着下颌骨的生长发育，其形态会发生轻微关闭的变化（图 10.64）。

32. 下颌骨体长度（图 10.75）

下颌体轴（Xi-Pm）延长至与面平面相交，然后测量其交点至 Xi 点的距离（注意：此距离大于 Xi 点到 Pm 点的距离）。

正常值：8 岁半时平均值为 65mm。此后每年增加 1.6mm，直至生长高峰期结束。

标准差：>±2.7mm

临床意义解读：该值为下颌骨体部的长度，可据此在一定程度判断下颌骨性长度过大或是下颌骨性长度不足。

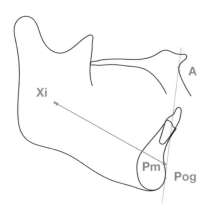

图 10.75　Ricketts 全面分析之因素 32：下颌骨体部长度

Ricketts 头影测量 13 因素简明分析

　　Ricketts 头影测量基本分析是选取了 Ricketts 全面分析中 32 个因素中的 13 个因素进行的，是对 32 因素分析法的简化，包含了 Ricketts 对颅 - 牙 - 面 - 颌骨分析中最重要的 13 项指标。该分析法包含了正畸临床所常用的基本内容，尽管 Ricketts 简明分析并非全面而深入的分析，但据笔者经验能满足绝大多数情况下的临床工作需要。这 13 个因素的具体内容和临床意义，已在前文有详细描述，因篇幅所限，本节就不一一赘述，仅在这里通过图表的形式列举基本 13 因素在 32 因素全面分析中的分别情况（表 10.1），以及这 13 因素的分类关系。

　　Ricketts 13 因素简明分析法包含了以下四个方面：

（一）下颌及颏部

　　下颌及颏部包括五项分析值，定义了下颌骨的形状、大小、位置和垂直向牙弓间关系（图 10.76）。对于面部生长型的分析也很有帮助。

　　1. 面轴

　　2. 面深

　　3. 下颌平面角

　　4. 面下部高度

　　5. 下颌弧角度

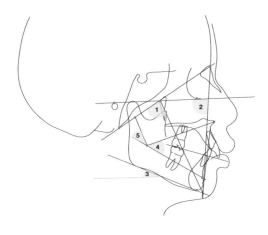

图 10.76　Ricketts 简明分析之下颌问题。1. 面轴；2. 面深；3. 下颌平面角；4. 面下部高度；5. 下颌弧角度

（二）上颌

　　上颌的分析包括以下两项内容（图 10.77）：

　　6. 面凸度

　　7. 上颌骨深度

　　以上两项再加上前述的面深构成了对上下颌骨型的前后向分析和判断。

（三）牙

　　对牙的分析包括下切牙垂直向和前后向的位置及其倾斜度（图 10.78）。上颌第一磨牙到 PtV 平面的距离可用于反映上颌牙弓前突或后缩情况。

表 10.1 Ricketts 分析法

Ricketts 分析法	32因素全面分析	10因素简明分析
第一方面：牙性问题 (denture problems)		
1. 磨牙关系 (molar relation)	√	
2. 尖牙关系 (canine relation)	√	
3. 切牙覆盖 (incisor overjet)	√	
4. 切牙覆𬌗 (incisor overbite)	√	
5. 下切牙高度 (lower incisor extrusion)	√	√
6. 上下切牙角 (interincisal angle)	√	√
第二方面：上下颌骨间关系问题		
7. 面凸度 (convexity)	√	√
8. 面下部高度 (lower face height)	√	√
第三方面：牙及牙槽骨问题 (dentoskeletal)		
9. 上磨牙位置（upper molar position）	√	√
10. 下切牙突度（lower incisor protrusion）	√	√
11. 上切牙突度（upper incisor protrusion)	√	
12. 下切牙倾斜度 (lower incisor inclination)	√	√
13. 上切牙倾斜度 (upper incisor inclination)	√	
14. 𬌗平面与下颌升支关系 (occlusal to ramus)	√	
15. 𬌗平面倾斜度 (occlusal plane inclination)	√	
第四方面：软组织美学问题		
16. 下唇突度 (lip protrusion)	√	√
17. 上唇长度 (upper lip length)	√	
18. 口裂点与𬌗平面距离关系 (lip embrasure-occlusal plane)	√	
第五方面：颅面相互关系问题		
19. 面深 (facial depth)	√	√
20. 面轴 (faxial axis)	√	√
21. 面部锥度 (facial taper)	√	
22. 下颌平面角 (mandibular plane angle)	√	√
23. 上颌骨深度 (maxillary depth)	√	√
24. 上颌骨高度 (maxillary height)	√	
25. 腭平面倾斜度 (palatal plane)	√	
第六方面：内部结构问题		
26. 颅底角 (cranial deflection)	√	
27. 前颅底长度 (cranial length-anterior)	√	
28. 后面高 (posterior face height)	√	
29. 升支位置 (ramaus position)	√	
30. 耳点位置 (porion location)	√	
31. 下颌弧角度 (mandibular arch)	√	√
32. 下颌骨体部长度 (corpus length)	√	

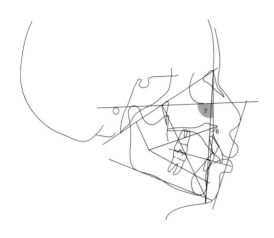

图 10.77 Ricketts 简明分析之下颌问题。6.面凸度；7.上颌骨深度

8.下颌切牙距 A–Pog 平面的距离

9.下颌切牙倾斜度

10.上颌磨牙距 PtV 平面的距离

为了确定下颌切牙垂直向的位置，需要用到以下指标：

11.下颌切牙距𬌗平面的距离

在分析上下切牙角时需要考虑到变异或不同面型的变化：

12.上下切牙角

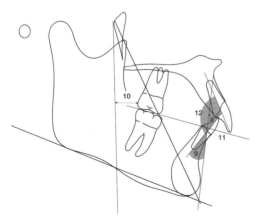

图 10.78 Ricketts 简明分析之下颌问题。8.下切牙至面平面距离；9.下切牙倾斜角；10.上磨牙至 PtV 平面距离；14.下切牙至平面距离；12.上下切牙角

（四）软组织侧貌

软组织侧貌与下唇最前点和审美平面有关（图 10.79）。

13.下唇距审美平面的距离

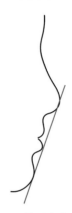

图 10.79 Ricketts 简明分析之软组织侧貌：下唇至 E 线距离

参考文献

[1] Ricketts RM. Planning Treatment on the Basis of the Facial Pattern and an Estimate of Its Growth. Angle Orthod, 1957, 27:14–37

[2] Ricketts RM. Cephalometric Analysis and Synthesis. Angle Orthod, 1961, 31:141–156

[3] Ricketts RM. Clinical research in orthodontics// Kraus BS, Riedel RA. Vistas in Orthodontics. Philadelphia: Lea & Febiger; 1962

[4] Ricketts RM. The keystone triad: I. Anatomy, phylogenetics, and clinical references. International Journal of Orthodontia and Dentistry for Children, 1964, 50: 244–264

[5] Ricketts RM. The keystone triad: Ⅱ. Growth, treatment, and clinical significance. International Journal of Orthodontia and Dentistry for Children, 1964, 50: 728–750

[6] Ricketts RM. The Value of Cephalometrics and Computerized Technology. Angle Orthod, 1972, 42:179–199

[7] Ricketts RM. A Principle of Arcial Growth of the Mandible. Angle Orthod, 1972, 42:368–386

[8] Jacobson A, Sadowsky PL. A visualized treatment objective. J Clin Orthod, 1977, 14:554.

[9] Ricketts RM. Perspectives in the clincal application of Cephalometrics. Angle Orthod,

1981, 51:115

[10] Ricketts RM. Roth RH, Chaconas SJ, Schulhof RJ. Engel A. Orthodontic Diagnosis and Planning: Vols 1 and 2. Denver: Rocky Mountain/Orthodontics, 1982

[11] Ricketts RM. A statement regarding early treatment. American Journal of Orthodontics and Dentofacial Orthopedics, 2000, 117:556-558.

[12] 刘月华 . 国际著名正畸学家 Dr.Ricketts 来京访问讲学 . 口腔正畸学 ,1996(4):176-177.

[13] 安中平 , 兰泽栋 , 丁寅 . 长春市正常殆少年儿童 Ricketts 与 Bjork 分析法正常值标准 . 实用口腔医学杂志 ,2001(3):258-259.

[14] 范莉 , 陈蔚 , 沈刚 . 上海地区正常殆 Ricketts X 线头影测量分析 . 上海口腔医学 ,2001(4):309-312.

[15] 叶惠英 , 兰泽栋 . 正常貌美的侧貌儿童 Ricketts 分析法研究 . 国际医药卫生导报 ,2005(2):38-40.

[16] 杨其国 , 曹军 , 刘晓勇 , 徐静 , 李冰 . 西安地区成人完整的 Ricketts 分析法临床正常值的提取 . 中国美容医学 ,2008(1):95-98.

[17] 熊晖 , 徐菁 , 贺红 . 湖北武汉地区 33 名正常殆 Ricketts 头影测量分析 . 口腔医学研究 ,2009,25(5):586-588.

[18] 李晓光 , 齐炜峰 , 刘继光 . 佳木斯地区替牙期正常河儿童 Ricketts 分析 . 临床口腔医学杂志 ,2013,29(05):266-267.

[19] 张千依 , 王秋玉 , 李雷等 . 长春地区汉族青少年正常殆 Ricketts 头影测量正常值的建立 . 口腔医学 ,2017,37(4):346-349.

第11章 Björk-Jarabak 分析法

Björk-Jarabak 分 析 法（ 以 下 简称 Jarabak 分析法）常常与 Ricketts 分析法结合使用。因此详细介绍 Jarabak 分析法之前，我们先简要回顾一下 Ricketts 分析法的用途。

Ricketts 分析法可以用于单个时间点的分析，也称静态分析。它通过对患者颅面部形态的分析来判断面型，了解牙－颌－面结构的位置关系。

Ricketts 分析法也可以用于多个时间点的分析，也称动态分析。它可以预测生长发育、正畸治疗以及生长发育＋正畸治疗协同作用带来的变化。

我们进行头影测量的目的可能是为了诊断，也可能是为了制定治疗计划，还可能是为了进行术前术后对比评价一个正畸治疗。在能够达到以上测量目的的前提下，应选择尽可能少的测量项目。Ricketts 全面分析法包括了 32 个测量项目，但其中常用的项目有 12 个，某些特殊病例才可能会需要用到非常用测量项目。

在日常的临床工作中，如果能将 Ricketts 基本分析法的 12 个常用项目与 Jarabak 分析法结合使用，能发挥出更好的临床诊断效能。Jarabak 分析法可从定性和定量两个方面有效预测生长型，既可能预测生长的方向，也可能预测生长的量。

面对一个生长期患者，我们需要判断究竟是单纯正畸治疗就可以了呢，还是需要联合矫形治疗，或者正畸－正颌联合治疗。正畸医生应该尽可能准确地了解患者的生长型，从而判断生长对该患者正畸治疗的潜在影响，这个影响可能是有利的影响，也可能是不利的影响。尤其是对骨性错𬌗患者，应尽早了解其生长特点，判断是否需要通过治疗干预引导其生长、是否可能通过治疗干预影响其生长。否则可能会做出与生长发育相违背的治疗决策，在治疗中面对变得更加严重的骨性问题而感到愈发棘手。Jarabak 分析法对解决这个问题很有帮助，能帮我们制订出与患者生长潜力相符的切实治疗目标，对治疗结果做出更准确和恰当的预测。

在某些极端的骨性不调病例中，采取早期治疗干预可能是收效甚微甚至无效的，因为如果其生长趋势非常不好，则只能等到生长发育停止之后进行联合正颌手术的正畸治疗，而不是早期就开始了固定正畸治疗。早期判断出患者的生长特点和对治疗力学机制的反应，可以避免收效甚微的早期治疗，节省治疗花费，以及避免漫长的治疗透支患者治疗热情和依从性。而 Jarabak 分析法可以在很大程度上帮助我们预先做出判断。

例如，某些Ⅲ类患者，他们在年纪很小的时候就被父母带到口腔门诊咨询并接受早期治疗，采用 FR Ⅲ型功能矫治器或是前方牵引、固定矫治等等不同的方法。他们当中有一部分患者达到了预期的结果，另一部分患者却没有，最终生长发育停止后仍需接受联合正颌手术的正畸治疗。患者或家长可能会认为这是前期治疗的失败，但事实并非所采取的矫治器或治疗方法不好，而是没有早期正确预测患者不利的生长潜力，并及时告知患者或家长对可能超出预期生长量做好相关思想准备。

另外，尽管 Ricketts 分析法已经对于面型做出了很好的描述，但如果患者的面型属于不太容易定义的类型（如 VERT 值接近 0 的患者），此时通过 Jarabak 分析法则能有效提示患者对治疗力学机制的反应。联合应用 Jarabak 分析法与 Ricketts 分析法可以进行有效的互补。

Björk 在头影测量分析方面做出了杰出的贡献，他在 1947—1963 年发表的数篇论文中，探讨了颅面结构在生长发育过程中的变化。这些研究基于约 300 名 12 岁儿童和约 300 名的 21~23 岁的士兵，每位研究对象进行 90 余项指标的测量。

在本章中，我们将详述 Björk-Jarabak 分析法的多边形，分析它与生长方向、生长量及与面型的补充判断相关的重要测量值：

本章将按以下顺序进行介绍：

1. 描绘多边形的面和角。
2. 各个角度的意义。
3. 角度的比值与总和。
4. 线距的测量。
5. 线距之间的关系。
6. 前后面高比值。

标志点（图 11.1）

Na（鼻根点）：鼻额缝的最前点。

S（蝶鞍点）：蝶鞍的几何中心。

Ar（关节点）：髁颈后缘与蝶枕骨下缘的交点。

Go（下颌角点）：下颌升支后缘切线与下颌骨体下缘切线的交点。

Me（颏下点）：颏联合最下点。

参考平面（图 11.2）

1.S-Na 前颅底平面
2.S-Ar 后颅底平面

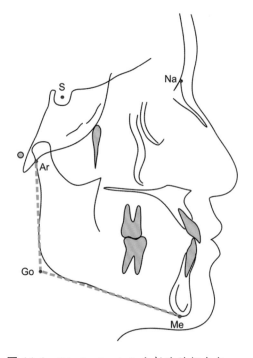

图 11.1　Bjork-Jarabak 分析法的标志点

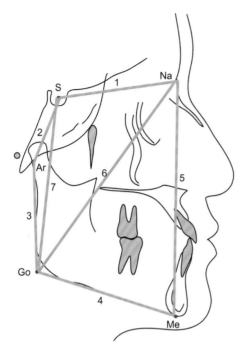

图 11.2 描绘多边形

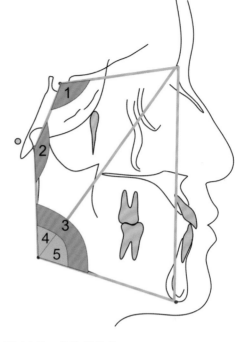

图 11.3 多边形的角

3.Ar-Go 升支长度

4.Go-Me 下颌体长度

5.Na-Me 前面高

6.Go-Na 将下颌角分为两部分，即上半角和下半角

* Jarabak 分析法的多边形不涉及 Na-Pog 平面和 S-Gn 平面，因为被认为用处不大。

多边形的角（图 11.3）

1. 蝶鞍角 Na-S-Ar

2. 关节角 S-Ar-Go

3. 下颌角 Ar-Go-Me

4. 下颌角上角 Ar-Go-Na

5. 下颌角下角 Na-Go-Me

释 义

各角度的释义

蝶鞍角

蝶鞍角也称座角，是前颅底平面与后颅底平面所成的角。

前颅底平面是鼻根点（鼻额缝最前点）与 S 点（蝶鞍的几何中心）的连线。

后颅底平面是 S 点与 Ar 点的连线。

Ar 点是 X 线片上蝶枕骨下缘与髁突颈部后缘的交点。它代表颞下颌关节，因为它正好处于髁突出关节窝的位置。

后颅底平面位于颞骨旁边。

要分析蝶鞍角，首先要考虑到蝶枕软骨联合的软骨生长中心。由于关节窝位于颞骨鳞部，因此它的位置会受到该软骨生长中心的影响。其他组成这一部分颅底平面的骨骼结构也会影响关节窝位置（图 11.4）。

Enlow 提出，颅底软骨联合的生长应被视为自主生长，与大脑的发育既相关联却又独立。颅底的形状和大小的发育与颅底所支撑的大脑的形状和大小的发育相关联。同时，颅底软骨联合有自身的遗传能力，可以不需依靠大脑的生长刺激。因此，大脑发育不全患者的颅底软骨联合仍可正常生长。

蝶枕软骨联合约在 15 岁时停止生长，20 岁左右完成融合。

蝶鞍角的正常值为 122°。

该角增大，提示 S-Ar 平面更接近水平；该角减小，提示 S-AR 平面更为垂直。

另外，该角的大小变化也会引起关节窝的位置变化，继而影响下颌骨的前后向位置（图 11.5）。

若该角偏小，关节窝在生长发育中会产生相对较多的向下移位、相对较少的向后移位，继而导致下颌体和颏部位置变得更靠前（图 11.6A）。

若该角偏大，关节窝在生长发育中会产生相对较少的向下移位、相对较多的向后移位，继而导致下颌骨位置变得更靠后（图 11.6B）。

我们可以理解为，如果关节窝位置更靠远中，则需要下颌骨生长更多才有可能达到直面型；反之，若关节窝位置靠前，即使下颌骨只是普通的常规生长，也会有可能导致Ⅲ类面型的出现（图11.7）。

无论长面型、短面型还是平均面型，都可以找到蝶鞍角偏大的个例或者偏小的个例。但总体来说，该角开张多见于长面型，该角闭合多见于短面型和平均面型。

正畸治疗是改变不了蝶鞍角的。但正畸前对生长发育进行预测时，仍应考虑蝶鞍角这一结构因素，因为它的大小会影响下颌骨的最终位置，影响我们的诊断。

关节角

由后颅底平面（S-Ar）和下颌

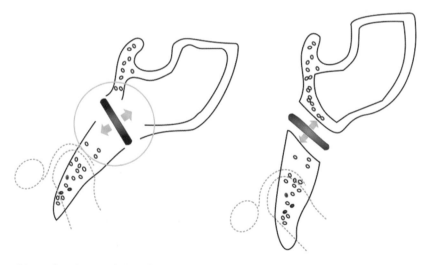

图 11.4　蝶枕软骨联合，软骨生长中心

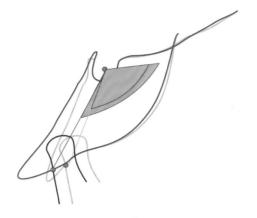

图 11.5　蝶鞍角与关节窝和髁突位置的关系

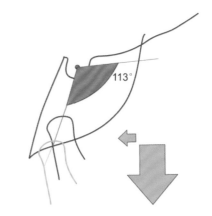

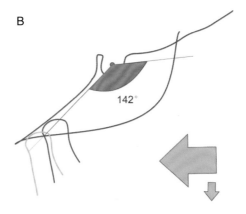

图 11.6　蝶鞍角不同，生长发育过程中髁突的位置变化。A. 蝶鞍角低于正常值。B. 蝶鞍角高于正常值

升支后缘切线（Ar–Go）相交而成。Björk 提出关节角的正常值是 143°（图 11.8）。

在生长发育过程中，下颌升支的位置受到肌肉组织和牙槽生长的影响。

升支呈垂直的走向，则关节角偏大；若升支呈从后上向前下的走向，则关节角偏小。

关节角偏小，提示下颌前突发育倾向；关节角偏大，提示下颌后缩发育倾向（图 11.9）。

不仅在做生长预测时需要考虑关节角，在分析患者面型和制定治疗计划时同样要用到关节角。

Ar–Go 平面的方向越靠前，关节角闭合，则颏联合位置越呈矢状向生长，同时提示肌肉力量强。

Ar–Go 平面的方向越靠后，关节角越开张，多见于长面型患者，下颌升支走向呈垂直方向，颏联合的位置很难被生长发育推向前方。同时，它还提示磨牙区伸长、开殆及正畸治疗过程中髁突移位的可能性。这种情况下，制定治疗计划时要格外注重磨牙区的垂直向控制。

Jarabak 分析法中仅有的两个角能被正畸治疗改变，关节角是其中之一。

Ricketts 分析中的面轴角的改变提示下颌发生旋转，从而引起 Jarabak 分析中关节角的改变。

肌肉力量比较弱的患者，后牙可能伸长，继而面轴和关节角呈开张型变化，因为下颌骨会向下向后旋转，下颌升支的位置更趋于垂直（图 11.10）。

还有一种特殊的情况，在正畸治疗过程中后牙伸长，却不但没有出现咬

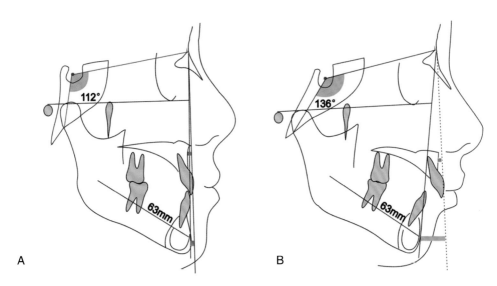

图 11.7　A 和 B 有同样的下颌骨尺寸，不同的蝶鞍角大小，对于面型的不同影响。与 B 患者蝶鞍角偏大相比，A 患者蝶鞍角偏小，额部会更偏向前方

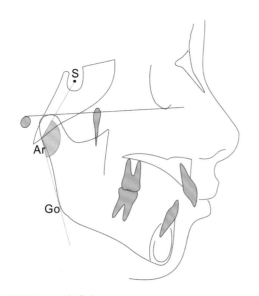

图 11.8　关节角

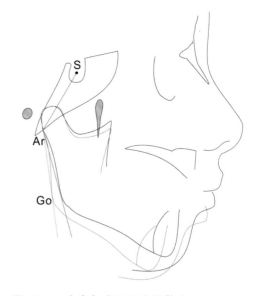

图 11.9　关节角对于面型的影响

合打开，反而看起来表现为关节角和面轴的闭合。这是因为下颌以后牙的早接触点作为支点，在肌肉的作用下发生逆时针旋转，并向下牵拉髁突。这是对真实发生的情况的掩饰，对关节健康和咬合稳定是不利的（图 11.11）。

　　关节角和面轴是有机会通过控制

实现闭合型变化的，只要不是由髁突牵拉移位导致的，则出现的是真性变化。采用弱支抗近中移动后牙、通过有效的垂直向控制抑制后牙萌出甚至压低后牙，则可能出现面轴的闭合改变（图 11.12）。即使对于肌力型不佳的患者，使用高位头帽和低位横腭杆或者种植支

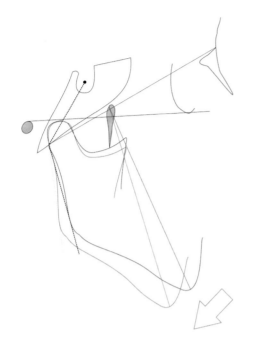

图 11.10　关节角随面轴开张而变化

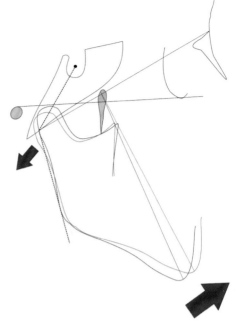

图 11.11　有时正畸治疗过程中关节角和面轴看似关闭，但其实是髁突发生了向下牵拉移位，这对于关节健康和咬合稳定是不利的

抗也可能产生良好垂直向控制效果。

下颌角

　　由下颌升支后缘切线（Ar-Go）和下颌体部下缘切线（Go-Me）相交而成。

　　Björk 提出该角正常值为 130°。

　　可从以下两方面分析该角：

　　– 总角度值的大小，及其与蝶鞍角、关节角的关系。详见后文。

　　– 上角和下角。

　　上颌角上角（Ar-Go-Na）由下颌升支后缘切线（Ar-Go）和下颌角点与鼻根点的连线（Go-Na）相交而成（图 11.13）。

　　下颌角下角由 Go-Na 连线与下颌骨下缘切线（Go-Me）相交而成，即 Na-Go-Me（图 11.14）。

　　上角的正常值为 52°~55°，下角正

常值为 70°~75°。

　　总下颌角可反映下颌骨的形状。该角是面部其他区域所围绕和适应的生长中心；它也决定了面下部的生长方向。

　　下颌角偏小，说明下颌骨呈方形，下颌角前切迹不明显，下颌骨弧大，短面型，下颌前突倾向（图 11.15）。

　　下颌角偏大，提示长面型，下颌牙弓位置靠下，下颌角前切迹明显，凸面型，面轴开张（图 11.16）。

　　注：图 11.17~11.24 不是来自真实的 X 线片描图，而是为了帮助理解各个角度的意义而虚构绘制。保持上角和下角之和不变、Go-Na 倾斜度不变的情况下，改变上角和下半角的值，并假设下颌骨体和下颌升支有相同的生长量。

　　下颌上角和下颌下角之和反映了下颌体与下颌升支的位置关系。

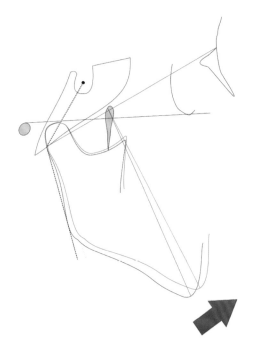

图 11.12 面轴闭合，关节角随之变化

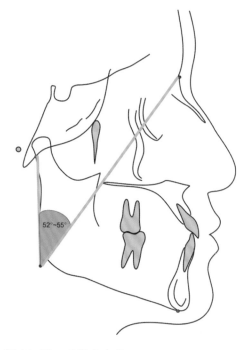

图 11.13 下颌角上角

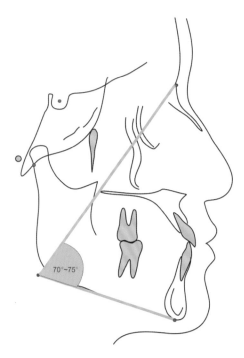

图 11.14 下颌角下角

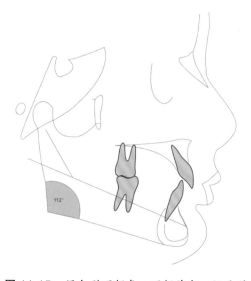

图 11.15 闭合型下颌角。下颌前突，短面型

在图 11.17A 和 B 中，两个例子下颌角均为 126°，但是上半角和下半角并不相同。所以虽然下颌骨形态总体相同，但是下颌骨与其余颅面部结构之间的关系不同。

毫无疑问，两例中下颌骨对生长发育和最终面部结构的影响会不同。

在图 11.17A 中，下颌升支向下向

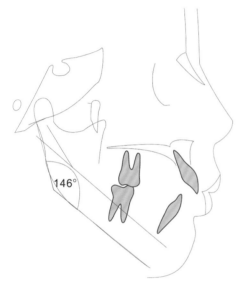

图 11.16　开张型下颌角。下颌后缩，长面型

前旋转，上半角偏大，下半角偏小。生长过程中，颏联合主要向前移位，继而面部其他结构也按照该趋势生长。

在图 11.17B 中，下颌升支更为垂直，上半角偏小，下半角偏大。生长过程中，颏联合主要以向下移位为主。

简而言之，上半角可反映下颌升支的倾斜程度，上半角偏大，说明颏联合以向前生长为主（图 11.18A）。反之，上半角偏小，提示颏部向前发育潜力不足（图 11.18B）。

下半角反映了下颌体的倾斜程度。下半角偏大，提示下颌体向下倾斜，有开𬌗趋势（图 11.19A）。下半角偏小，提示下颌体呈水平向，有深覆𬌗趋势（图 11.19B）。

图 11.20~11.24 显示了各角度对于颏联合位置的影响。

角度测量结果可能存在变异，对于生长方向的影响可概括如下：

·上半角增大，提示颏联合向前

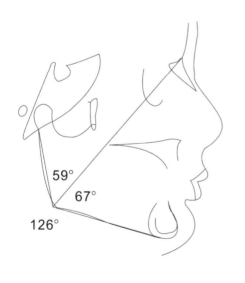

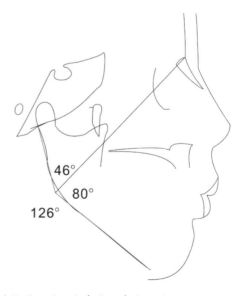

图 11.17　两例患者下颌角同为 126°。下颌骨的位置不同，上角和下角也不同

A B

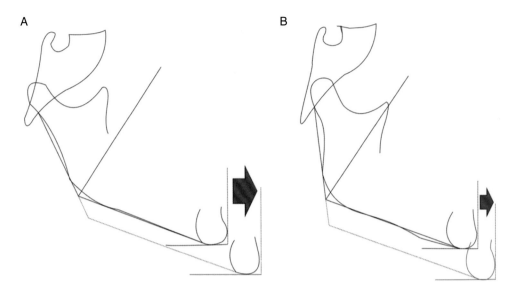

图 11.18 较正常大的上角（A）。较正常小的上角（B）。随着生长发育的进行，A 图中的额部会比 B 图有更多向前的生长

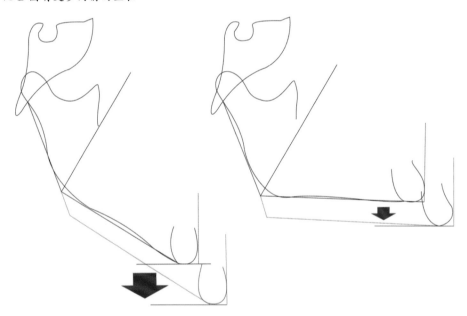

图 11.19 较正常大的下角（A）。较正常小的下角（B）。图 A 中下颌骨垂直向生长量更多。图 B 中下颌骨水平向生长量更多

生长为主，下半角减小（图 11.21）。

　　在Ⅱ类患者中（一般往往伴有较小的面深角），如有上角偏大和下角偏小的特点，则有利于Ⅱ类骨型的纠正。但是该特点对Ⅲ类患者则非常不利。

　　Jarabak 指出，对于上半角增大、

下半角减小的生长发育期患者，在治疗结束时应保留一定的前牙覆盖，为下颌骨的残余生长留出空间。这样可以防止随着生长发育出现下颌前牙区的拥挤甚至反覆盖。

　　上半角和下半角均增大（图 11.22），

A　　　　　　　　　　　　B

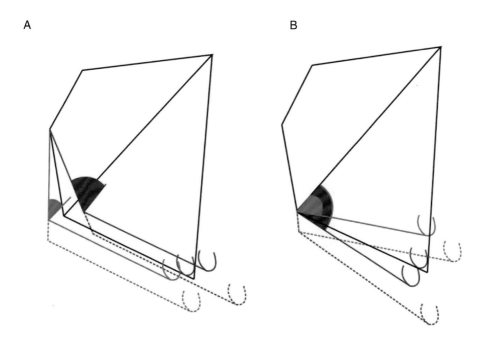

图 11.20　由于上角和下角角度不同，随着生长发育，颏部的位置和前突程度不尽相同。A：红线表示上角偏大。蓝线表示上角偏小。B：红线表示下角偏大。蓝线表示下角偏小。虚线表示生长发育

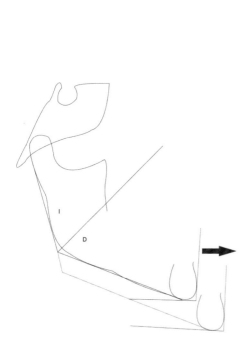

图 11.21　上半角增大，下半角减小。随着生长，颏部前突

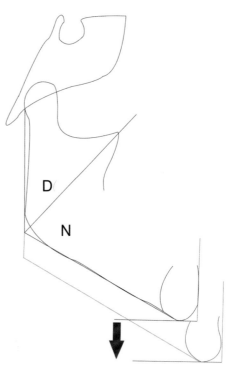

图 11.22　上半角和下半角均增大的生长特征。对比图 11.21 可知，垂直向生长量增加

会在生长发育中引起开𬌗或加重已有的开𬌗。

· 另一种可能性见图 11.23。上半角减小，下半角正常。升支更偏垂直向，提示其向前生长的潜力较小，生长发育使下颌位置更靠下。

· 图 11.24 显示上半角减小，下半角显著增大，提示下颌骨垂直生长趋势。在下颌后缩的患者中尤为不利，因为随着生长发育，颏联合不但不能产生显著向前生长，而且会导致或前牙区开𬌗加重。

各角度之间的关系

各角之和

由于上述角度之间存在共用的边，所以它们相互之间密切相关。

例如，若 S-Ar 连线（蝶鞍角与关节角共用的边）更加垂直，会使蝶鞍角闭合而关节角开张（图 11.25）。

各角之间存在相互依赖性和补偿机制，应整体考量。如果仅仅单独分析某一个角，可能会导致盲人摸象式的偏差。

计算蝶鞍角、关节角和下颌角之和可将这三个角联系起来，抵消补偿，计算结果可以反映生长方向（图 11.26）。

三角之和的正常值为 $396° ± 6°$。该值偏小，提示颏联合向前生长（图 11.27）；该值偏大，提示颏联合垂直向生长，颏部向前发育潜力不足（图 11.28）。

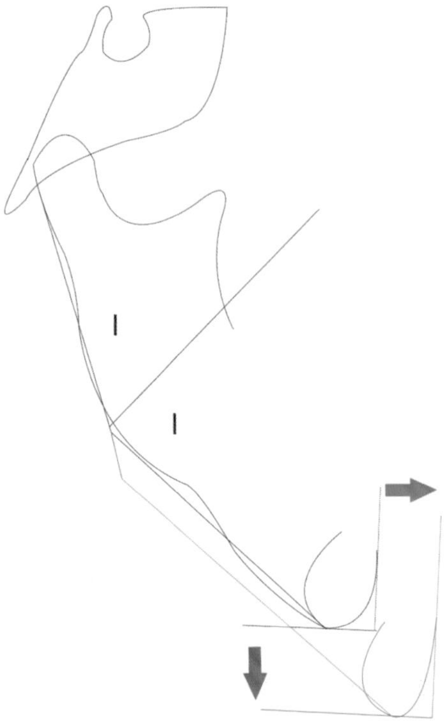

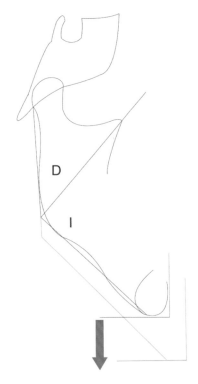

图 11.23　上半角减小，下半角正常。生长更趋垂直

图 11.24　上半角减小，下半角增大。垂直向生长趋势明显

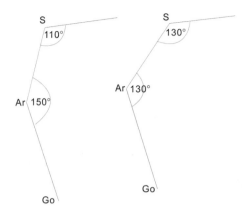

图 11.25 S-Ar 平面倾斜度不同对于蝶鞍角和关节角的影响

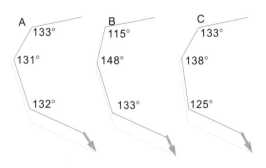

图 11.26 图 A、B、C 中蝶鞍角、关节角、下颌角的总和均为 396°，但是各角不等。总的生长结果是相似的

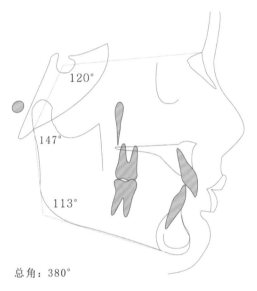

总角：380°

图 11.27 总角为 380°，小于 396°

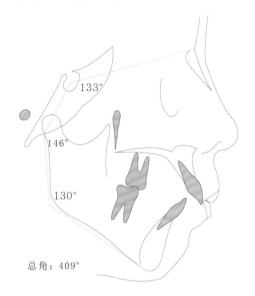

总角：409°

图 11.28 总角为 409°，大于 396°

线距测量及相互关系

测量多边形五条边的边长：

· 前颅底平面（S-Na）

· 后颅底平面（S-Ar）

· 升支高度（Ar-Go）

· 下颌骨体长度（Go-Me）

· 前面高（Na-Me）

· 后面高（S-Go）

图 11.29 显示了 11 岁时各边长的临床正常值以及男性和女性每年的生长量。

在临床工作中，我们不仅要用到线距的标准值，还需分析各线距的比例关系：

线距之间的比例关系

前颅底平面 - 下颌体长度的比值

正常比值为 1∶1。前颅底平面每生长 1mm，下颌骨体生长 1~1.5mm。如果患者下颌体长度超过前颅底平面 3~5mm，则下颌骨的生长速度往往超

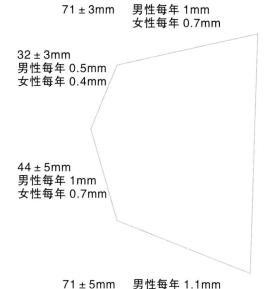

71±3mm　**男性每年 1mm**
　　　　　女性每年 0.7mm

32±3mm
男性每年 0.5mm
女性每年 0.4mm

44±5mm
男性每年 1mm
女性每年 0.7mm

71±5mm　　**男性每年 1.1mm**
　　　　　　女性每年 0.7mm

图 11.29　男性、女性的正常值及每年的生长量

出正常，呈Ⅲ类倾向。亚洲人由于前颅底长度相对较短，因此下颌体长度略大于前颅底长度也属正常。

后颅底平面长度 – 升支高度的比值

Jarabak 认为，后颅底平面长度与升支高度的比值为 3∶4 时，后面部有良好的垂直向生长。否则，若该比例接近 1∶1，提示后面高不足，下颌有后缩倾向。

3∶4 的比值对生长很有利。后颅底平面的长度和升支高度可能同时高于或同时低于标准值。标准值为：后颅底平面 32mm，升支高度 44mm。

例如，11 岁或 12 岁的男性后颅底平面长 30~34mm，升支高度 40~46mm。女性分别为 28~30mm，38~40mm。

假设有两个患者，后颅底平面与升支高度的比值同样为 3∶4，前者线距均大于正常值，后者线距均小于正常值。前者的后面高会更大，升支高度也更大。图 11.29 显示男性与女性相比，垂直向的生长量更多。

上述比值和生长量可用于面后部的生长预测。后面高的增加会推颏部向前。有时，颏联合向前生长并不是下颌骨体长度增加的结果，而是升支高度增加的结果（图 11.30）。

面后部良好的垂直向生长对于正畸治疗是有利的，因为它会降低由后牙远中移动或伸长而导致下颌骨开张、髁突牵拉移位的风险。

患者的面型可根据 Ricketts 分析法测量结果来判定。通过评估某些因素的值，可以得到一个系数（VERT），用数字来表示面型。若该值为 0 或接近 0，患者为平均面型。

该种情形可比作一架完全平衡的天平。任何一个盘子的重量有微小的变化，天平都会迅速倾向一侧。平均面型（VERT 0）的患者在治疗后容易变为长面型，而本来就有长面型倾向的患者治疗之后长面型会更明显。

为什么这些患者会出现这种变化？因为用 VERT 值为 0 所判断出的所谓平均面型患者，在实际上可能是长面型，也可能是平均面型或者短面型。这些患者之所以都被判断为平均面型，可能是因为用于计算 VERT 值的所有指标都在正常范围内，但也可能是因为某些指标为长面型趋势，另一些为短面型趋势，中和之后得到平均面型的 VERT 值。于是，一系列的指标综合计算得到的 VERT 值为 0 或接近 0，就将患者诊

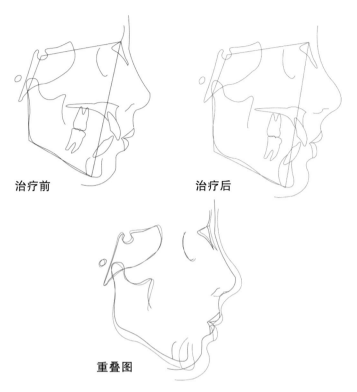

治疗前　　　　治疗后

重叠图

图 11.30　该患者后颅底平面与升支高度的比值很正常。在治疗结束后，升支高度的增加有利于后面高的增加和颏联合向前投射

断为平均面型，并据此制定治疗计划和力学机制，却与实际情况不符。因为这样的诊断忽略患者的某些特征。在这种情况下，Jarabak 分析法起到了很好的补充作用。测量关节角，计算后颅底平面－升支高度的比值对于面型的判断很有帮助。

简而言之，当患者的 VERT 值为 0 或接近 0 时，应该考虑关节角、后颅底平面－升支高度的比值这两项指标。若关节角开张，或者后颅底平面－升支高度的比值接近 1∶1 时，应警惕平均面型患者在治疗过程中有向长面型变化的趋势。

关节角较小，或后颅底平面－升支高度的比值接近 3∶4 时，则在治疗过程中倾向于表现出短面型患者对治疗的反应。

后面高 / 前面高的比值

面轴可以反映颏部在生长过程中的位移方向。面后部发生关节窝下降和髁突向下的垂直向生长，面前部发生上颌垂直向下生长和下颌牙槽骨的向上生长，二者产生的效果相互对立。颏部的发育方向是二者相平衡协调的结果。

通过阅读 Stöckli 所引用的 Björk、Skieller、Luder、Teucher 等人的文献，我们可以清楚地了解到面前部和面后部是如何生长的，以及由此带来的面部各结构在垂直方向和矢状方向上的位置变化。

根据这些研究，总体来说，上颌复合体的垂直向生长会带来面前份的生长，每年下降0.7mm；上牙槽高度每年约增加0.9mm，下牙槽高度每年约增加0.7mm。三者相加，面前部每年的生长量约为2.3mm。

为与之相协调，在面后部，关节窝每年下降0.3mm，髁突每年约生长2.6m，每年生长量之和为2.9mm，略大于面前份（图11.31）。

前面提到的这些各部分生长量是平均值。实际情况下，如果面后部的垂直向生长量超过面前部垂直向生长量，下殆平面会变得更加水平，颏部变得更加向前。以上结论与Ricketts的观点非常接近。Ricketts提出应根据年龄校正下殆平面、面深和下颌弧度角（Dc-Xi-Pm

角）的标准值，因为按照总体的生长趋势来看，面型会随着生长发育而趋于短面型。这也可在他提出的下颌骨弧形生长理论中反映出来。Jarabak指出尽管我们可以预测颅面复合体特定部位的生长方向，但却不可能准确预测生长量。

但如果了解了潜在的生长方向，就有可能据此制定出治疗计划。从生长方向进行描述的话，生长可分为三类（图11.32）。

· 顺时针生长
· 向下生长
· 逆时针生长

正常的生长是逆时针方向的，因为关节窝和髁突的生长快于面前份的垂直向生长，这样会推颏联合向前。

短面型患者的前后部生长量不

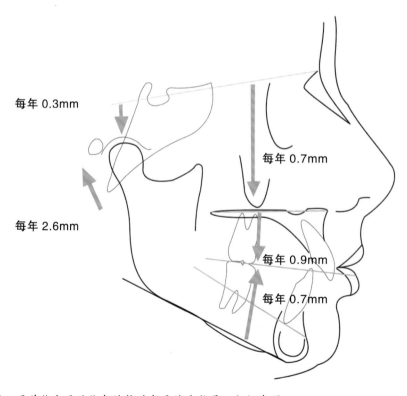

每年0.3mm

每年0.7mm

每年2.6mm

每年0.9mm

每年0.7mm

图11.31 面前份和面后份各结构的年平均生长量。数据来源：Stöckli

等更加明显，其结果使后面高进一步增加，颏联合进一步前移，比平均面型更多的逆时针方向生长趋势（图 11.32A）。面后部垂直生长与颏部前移的直接关系在前文已有提到。

长面型患者的特征是顺时针生长

（图 11.32B）。在该类型中，上颌和牙槽的垂直向生长超过了面后部，使颏部向下、向后位移。

向下生长仅见于面前部和面后部的垂直生长量几乎相等时（图 11.32C）。

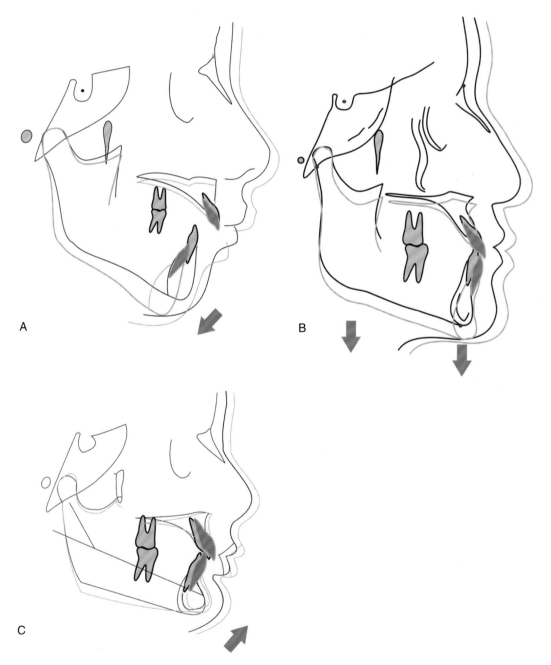

图 11.32　A. 顺时针生长。B. 向下生长。C. 逆时针生长

正畸治疗的一个重要原则是治疗机制一定要与患者的生长相适应。要想尽可能准确地预测潜在生长的类型，后前面高比这项指标非常重要。后前面高比是正畸治疗能够影响得到的主要指标之一，了解后前面高比有助于完成正畸治疗目标。

当后面高（S-Go）与前面高（Na-Me）的比值为 54%~58% 时，提示下颌后缩。面后部的生长量少于面前份。生长趋势为顺时针生长，也称后旋型生长。

当后面高（S-Go）与前面高（Na-Me）的比值为 64%~80% 时，下颌骨随着生长发育向前旋转，即逆时针生长。因为面后部的垂直生长量大于面前部的垂直生长量，促使颏联合向前位移。这与 Ricketts 所描述的短面型患者生长特征相一致。

当后面高与前面高的比值为 59%~63% 时，为平均型生长：生长方向垂直向下，不会发生顺时针或逆时针旋转。

这可反映在 Roth 提出的颅面生长方向旋转环中（图 11.33）。

A 环和 C 环的患者，生长特征非常明确，为纯粹的顺时针生长型或逆时

针生长型。而 B 环中的患者虽然属于垂直向下的生长型，却可能出现不同的归属。这是由于不同患者的肌力不同造成的。

在 A 环和 B 环重叠区域（59%~61%），对于女性或肌力弱的患者，往往倾向归属于 A 环（顺时针生长），而对于大多数男性或者肌力强者往往倾向归属于 B 环。在 B 环和 C 环重叠区域（61%~63%），若肌力强大，则倾向归属于 C 环（逆时针生长）；若肌肉力量弱，则倾向归属于 B 环。所以可能出现这样一种情况，就是两个患者虽然具有相同的后前面高比，但是却属于不同的生长型。

以上分析所用到的指标很容易通过测量和简单的计算得到，所以可以很简便地用于生长预测。本章所述的 Jarabak 分析法可作为 Ricketts 头影测量分析的补充。该方法实用性强，描图简单，各测量值容易分析解读。

使用多种方法和项目进行头影测量对于理论研究很有帮助。但若用于临床诊断，则应更强调所选测量指标的临床诊断价值，而不是照搬理论研究中的所有项目到临床中应用。基于此，我们推荐 Jarabak 分析法在如下情况下进行使用：

1. 对于生长发育尚未停止的患者，可以用于对于生长潜力作出尽可能准确的预测，也可以用于当 VERT 值接近 0 且治疗计划有多种选择时，为了诊断面型而做进一步补充分析。

2. 对于成年患者，生长发育已经停止，则只用于当 VERT 值接近 0 且治

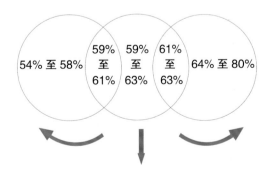

图 11.33　颜面生长方向旋转环

疗计划有多种选择时，为了诊断面型而做进一步补充分析。

虽然对成年人来说，由于缺乏生长潜力，可选的治疗计划没有未成年人那么多，但是一旦由于诊断的不足，进行了不恰当的治疗，就可能带来很大的风险。因此一定要在全面分析面型和肌力的基础上制定治疗计划。若对肌力的反应程度估计不足，可能引起严重的咬合问题甚至颞下颌关节紊乱。

对 Björk-Jarabak 线距分析的总结见表 11.1、表 11.2。

表 11.1　Björk-Jarabak 多边形用于生长预测的各项目

线距	正常值（11 岁）	年生长量	
		男性	女性
前颅底平面（S-Na）	71 ± 3mm	+1mm	+0.7mm
下颌骨体长（Go-Me）	71 ± 5mm	+1.1mm	+0.7mm
后颅底平面（S-Ar）	32 ± 3mm	+0.5mm	+0.4mm
升支高度（Ar-Go）	44 ± 5mm	+1mm	+0.7mm
前颅底平面（ACB）/ 下颌骨体长（LBM）=1/1		ACB>LBM = 下颌生长潜力小 ACB<LBM = 下颌生长潜力大	
后颅底平面（PCB）/ 升支高度（RH）=3/4		倾向 3/5= 升支生长潜力大 倾向 3/3= 升支生长潜力小	
后面高（S-Go）/ 前面高（Na-Me）		做测量分析时用其比值而非线距数值	
54%~58% 顺时针生长			
64%~80% 逆时针生长			
59%~63% 垂直向下生长（存在重叠灰色区域）			

表 11.2　Björk-Jarabak 分析法正常值

1. 蝶鞍角（Na-S-Ar）	123° ± 5°
2. 关节角（S-Ar-Go）	143° ± 6°
3. 下颌角（Ar-Go-Me）	130° ± 7°
4. 1、2、3 之和	396° ± 6°
5. 上半下颌角（Ar-Go-Na）	52°~55°
6. 下半下颌角（Na-Go-Me）	70°~75°
7. 后颅底平面（S-Ar）	32 ± 3mm
8. 升支高度（Ar-Go）	44 ± 5mm
9. 前颅底平面（S-Na）	71 ± 3mm
10. 下颌骨体长度（Go-Me）	71 ± 5mm
11. 后面高（S-Go）	70~85mm
12. 前面高（Na-Me）	105~120mm
13. 后面高 / 前面高（S-Go/Na-Me）	62%~65%